Maladies paranormales et rationalités

Éclairages philosophiques d'Afrique

Collection dirigée par Émile Kenmogne

La recherche et la production philosophiques en Afrique connaissent depuis le dernier quart du XXe siècle une évolution considérable. Des recherches universitaires novatrices sur les problématiques du terroir africain d'une part, l'étude, la discussion et la remise en perspective des philosophies antiques, classiques et modernes des traditions occidentales et asiatiques par les Africains d'autre part, demeurent souvent ignorées. Cela s'explique soit par les problèmes d'édition en contexte africain, soit par la très faible mobilité de l'expertise africaine, soit encore par les difficultés réelles à faire fonctionner des universités en Afrique. L'examen de la diffusion de la philosophie africaine montre que si l'Europe paraît encore, plus à tort qu'à raison, résolument repliée sur elle-même, l'Amérique s'entrouvre aux philosophes d'Afrique. Quoi qu'il en soit, la collection « Éclairages philosophiques d'Afrique » de L'Harmattan Cameroun veut tirer les conséquences de la prise de conscience du besoin d'un dialogue sincère de l'écrit philosophique d'Afrique avec l'Occident et l'Asie. Elle veut surmonter les obstacles qui bloquent des « éclairs d'acier », pour emprunter cette image de J. Michelet dans *La sorcière* : « Ce lieu, tout africain, a des éclairs d'acier ».

Déjà parus

Ebénézer NJOH MOUELLE et Émile KENMOGNE (eds), *Vie et éthique, de Bergson à nous*, 2015.

Michel NGUETI, *Critique du structuralisme à partir de Michel Foucault. L'homme est-il mort ?*, 2013.

Ebénézer NJOH MOUELLE, *Henri Bergson et l'idée de dépassement de la condition humaine*, 2013.

Émile KENMOGNE

Maladies paranormales et rationalités

Contribution à l'épistémologie de la santé

Préface de Dominique Folscheid

L'Harmattan

5-7, rue de l'École-Polytechnique, 75005 Paris
www.harmattan.com
diffusion.harmattan@wanadoo.fr
ISBN : 978-2-343-10163-7
EAN : 9782343101637

à ma mère,

la regrettée Madeleine Djuila-Nguelé

Au moment de publier les réflexions contenues dans ce livre, je voudrais dire ma profonde gratitude à ceux sans qui elles n'auraient jamais connu la conception, l'élaboration et cette forme finale qu'elles ont prise. Je pense d'abord aux enseignants de l'Ecole éthique de la Salpêtrière, les Professeurs **Dominique Folscheid** (préfacier de ce livre), **Eric Fiat** et **Bertrand Quentin** qui, en me proposant des enseignements à Paris sur *la philosophie de la santé* et *l'éthique médicale comparée*, m'ont permis de saisir des liens et de jeter des ponts entre la philosophie bergsonienne de la vie – à laquelle je m'étais initialement formé à l'école d'**Ebénézer Njoh Mouelle** et en côtoyant **Frédéric Worms** – et la complexité des questions actuelles de la santé humaine, aussi bien en Afrique qu'en Occident. Je pense ensuite aux étudiants de cette école, regroupés dans l'AEDEES (Association des Etudiants et Diplômés de l'Ecole Ethique de la Salpêtrière), avec qui j'ai eu de fructueuses discussions depuis l'année 2010, ainsi qu'à ceux de l'Institut de philosophie saint Joseph-Mukasa de Yaoundé, qui recevaient parallèlement mes enseignements sur les mêmes thématiques.

Je remercie **Jacqueline** et **Jean-François Faure** (respectivement psychologue des hôpitaux et chef d'entreprise) à Paris ; ils n'ont cessé de me lire, de discuter avec moi et de m'encourager à publier les idées que contient le présent volume.

Gilbert Glassman, **Arnaud Bouaniche** et **Frédérique Bisiaux** sont remerciés de m'avoir invité et hébergé à Lille pour le festival CitéPhilo focalisé sur les « Penseurs d'Afrique ».

Mes remerciements s'adressent à la dynamique équipe d'**Adèle Van Reeth** qui m'a reçu à l'émission de référence intitulée « Les nouveaux chemins de la connaissance » sur « France culture », ainsi qu'aux auditeurs qui ont réagi à mon intervention, prolongeant la discussion sur Internet.

Je voudrais enfin dire ma profonde reconnaissance à deux éminents médecins et enseignants à la faculté de médecine de l'université de Yaoundé I, les Professeurs **Christophe Nouedoui** et **Samuel Nko'o Amvene**, qui ont accepté de lire ce livre et de me communiquer leurs approbations et leurs encouragements avant sa parution.

Sommaire

Préface

Quand un philosophe de la classe d'Émile Kenmogne entreprend d'ouvrir le sulfureux dossier des maladies paranormales, d'aucuns penseront peut-être que ce livre sent un peu trop le fagot.

Ils auront tort, parce que pour tout philosophe digne de ce nom, rien de ce qui est humain ne doit être interdit de pensée. Or la pensée n'invente pas ses objets, elle les trouve. Peu lui importe qu'ils soient nobles ou vulgaires (telle l'idée de la crasse dont parlait Platon), familiers ou étranges, tenus pour rationnels ou irrationnels. Mais depuis que la médecine s'est laissée investir par la rationalité scientifique, à laquelle elle doit tant de succès, elle se révèle désarmée par rapport à ce qui la dépasse. Heidegger nous a pourtant avertis : « la science ne pense pas », parce que sa mission n'est que de connaître. C'est donc à la pensée, qui est la raison capable de dépasser et critiquer rationnellement toutes les formes de rationalité, qu'il revient de revenir sur un chantier trop souvent enfoui sous le déni et la dénégation.

Pourtant cela fait belle lurette que les philosophes se sont intéressés aux phénomènes paranormaux. Sans remonter plus avant que le temps des Lumières, on constate que Kant s'est passionné pour les visions d'un Suédois célèbre : Emmanuel Swedenborg. Or si Kant s'est finalement révélé sceptique, renonçant même à examiner les faits plus avant, c'est pour un motif spécifique à sa philosophie : à savoir l'impossibilité d'une intuition intellectuelle. Ce qui n'a nullement empêché Swedenborg de rester un sujet d'interrogation voire d'inspiration pour Goethe, Novalis, Balzac, Nerval, Valéry et bien d'autres. Jaspers, en philosophe, s'est également penché sur son cas pour émettre l'improbable hypothèse d'une atteinte schizophrénique (car on a aussi parlé de manie, d'épilepsie, sans conviction). Et il faut également noter que Swedenborg a retenu l'attention de Henry James Sr., père de ce William James avec lequel Henri Bergson, le philosophe sans doute le plus avancé en matière de méthodologie des faits paranormaux, souhaitait vivement faire équipe.

On retrouve le même intérêt chez Hegel, inspiré cette fois par le médecin Franz-Anton Mesmer, inventeur et praticien du « magnétisme animal ». Prenant le contrepied de Kant qui nie l'intuition suprasensible, Hegel soutient que l'être humain n'est pas seulement pourvu d'une âme spirituelle mais aussi d'une âme « naturelle » (*Naturgeist*). Une âme qui se présente comme un microcosme condensant en lui le macrocosme de la nature. Ce qui pourrait permettre de rendre compte de bien des phénomènes paranormaux (vision, somnambulisme, possession, sorcellerie, etc.). Peu importe d'ailleurs que Mesmer soit ou non tenu pour un charlatan, il a suscité la méthode curative du marquis de Puységur : le « somnambulisme artificiel », dont sont issues la suggestion et l'hypnose. Des ressources cachées sont donc à l'œuvre chez les patients, ce qui nous a fait avancer à petits pas vers l'inconscient freudien.

Fondamentalement, qu'est-ce qui intéresse ici le philosophe ? L'homme, tout simplement. L'homme en tant qu'il jouit de capacités d'agir comme de pâtir qui sortent du champ de ce que, faute de mieux, on appelle « normalité ». Il y va donc de l'anthropologie, qui devra être tenue pour inadéquate et insuffisante tant qu'elle ne permettra pas d'expliquer ce qui excède la « normalité ». On rejoint ici la définition que Platon donnait de la dialectique : l'art de rendre et de demander raison. Pour parodier Einstein, l'objectif consiste donc à passer d'une anthropologie restreinte à une anthropologie généralisée. À défaut, le seul fait de montrer en quoi notre anthropologie est constituée de telle sorte qu'elle nous rend sourds et aveugles à ce qu'elle tient pour impossible et impensable serait déjà un progrès considérable.

En opposant le « clos » à l' « ouvert », Bergson avait déjà frayé la voie à un tel projet. Il ne dissimulait pourtant rien de l'ampleur de la tâche, qui supposait de fonder une nouvelle biologie, une nouvelle métaphysique, une nouvelle méthode expérimentale. Or s'il a fait avancer le dossier, le champ d'investigation restait trop vaste et trop hétéroclite. Impossible de mettre dans le même sac les affaires de tables tournantes, de passeurs de feu ou de verrues, de divination et de voyance, de possession, de vampires, de télékinésie, de télépathie ou de fantômes. Sans compter que dans la liste inépuisable de tout ce qui est « para », on trouve aujourd'hui quantité de pratiques diagnostiques et thérapeutiques qui, aux yeux de la science et de la médecine officielles, n'ont pas plus de valeur que les tarots et les grigris.

Convaincu qu'à trop embrasser on n'étreindra que du vent, Émile Kenmogne a circonvenu le champ de l'interrogation en adoptant le point de vue qui lui offrait un matériau et une cible : les « maladies paranormales ». En associant deux termes qui vivaient chacun leur vie, il a forgé un nouveau concept.

Est-il rationnel et opératoire, ce concept ? On reconnaîtra au moins la solidité du point de départ : à savoir l'existence de malades dont la plainte et les symptômes n'entrent pas dans les classifications préétablies de la médecine moderne. Et pour qu'un philosophe soit vraiment armé pour s'attaquer à pareil chantier, il fallait qu'il soit africain. Parce que l'Afrique nous offre un champ d'observation remarquable de ces troubles que l'on catégorise un peu vite comme « maladies des Noirs », alors qu'elles sont d'abord tout simplement humaines. Sauf qu'elles n'entrent pas dans le champ de la

« normalité ». Est donc dit « paranormal » ce qui s'oppose au « normal » tout en restant tout à côté de lui ; ce qui est contre mais tout contre. Comme le fait le parapluie pour la pluie... Mais qu'est-ce que la normalité en médecine ? Ce qui s'inscrit dans les normes, lesquelles dépendent d'un système d'interprétation prédéterminé. Elle est donc vouée à varier avec elles. Quant à la « moyenne », qui sert de point fixe, elle n'est qu'une fiction statistique.

Mais sont-ils réellement malades, ces malades « paranormaux » ? Vieux débat — mais toujours actuel— que celui de la définition de la maladie, qui doit cependant s'enrichir de ce genre de situations. Car pour reprendre les trois termes qui permettent à la langue anglaise de caractériser la maladie, on en tient déjà au moins deux : *illness*, qui désigne le mal subjectif, et *sickness*, qui ajoute la dimension culturelle et sociale. Manque cependant *desease*, ce « mal objectif » qui constitue l'essentiel du diagnostic médical établi selon les règles de l'art en vigueur.

Aurait-on alors affaire à des malades sans maladie ? Sur ce point la prudence est de règle. Il existe des pathologies rares, d'autres encore inconnues, sans même parler des nouvelles. Il ne faut pas non plus s'arrêter aux maladies ontologiques, traitées comme des entités fixes. Dans tous les pays du monde, quantité de gens sont accablés de troubles fonctionnels dont les symptômes ne correspondent à aucune étiologie connue, mais où interviennent des facteurs d'ordre psychique, culturel et biographique.

Autant de raisons qui ont conduit Viktor von Weizsäcker, médecin et philosophe, à préférer parler de « pâtir » plutôt que de « maladie ». Sitôt qu'une personne vient consulter un médecin pour émettre devant lui une plainte, en raison des troubles qu'elle éprouve, elle doit être prise en considération. Avant tout diagnostic, elle apparaît comme souffrant d'un

« pâtir quelconque ». Et il se pourrait bien qu'après avoir diagnostiqué une vulgaire angine, le médecin comprenne que celle-ci est liée à un événement déclencheur. Une pathologie est aussi une biopathie.

Comme la plainte est d'abord un discours, on y trouvera donc un mélange d'éléments biographiques et de traduction verbale des symptômes. Or si la langue permet de mettre des mots sur les maux, elle introduit aussi bien des confusions. Par exemple, qu'est-ce qu'un médecin moderne peut entendre d'un patient africain venu se plaindre d'un « fusil nocturne » ? Ces termes n'entrent dans aucune des cases où le mal pourrait donner prise au savoir et au pouvoir de ce médecin. Et pourtant le fait est là : il a devant lui une personne en grande souffrance, manifestant tous les signes d'un effondrement intérieur, qui se sent menacée de mort. Une personne qui s'impose comme patient parce qu'elle pâtit. Une personne qui s'implante de ce fait dans le champ de la médecine, mais d'une médecine qui n'est pas celle du médecin. Si ce dernier prescrit des examens et des analyses, il ne trouvera rien. Alors il conseillera un psychiatre, supposé capable d'identifier les causes inconscientes qui opèrent à l'insu du malade.

Or le malade la connaît, la cause : il est la victime d'un sorcier. Peut-être même sait-il son nom et la raison de la manigance. Pour lui c'est l'explication de son mal, son état en est la preuve. Pour l'observateur extérieur c'est plutôt la bouteille à l'encre. Les effets constatés — la souffrance et la détresse du patient — sont un fait, irréductible. Mais la cause alléguée n'est qu'un agrégat de facteurs hétérogènes qui ne font pas une étiologie. En effet, le sorcier est moins une cause qu'un coupable. Quant à la cause des effets constatés, on s'y perd. Pour les esprits forts, il peut s'agir d'une plante administrée en douce. D'autres parleront « psy » : manipulation par un pervers, suggestion collective, ou pathologie mentale propre au sujet. Alors que pour le patient, comme pour ses proches, il s'agira d'un pouvoir que le sorcier peut exercer à distance, avec mobilisation d'esprits ou de démons.

Pour mettre de l'ordre dans ce qui paraît défier l'ordre normal des choses, Émile Kenmogne commence logiquement par établir les faits. Il les découvre dans l'expérience commune des Africains comme dans les témoignages d'auteurs aussi sagaces et critiques que Pierre Meinrad Hebga et Éric de Rosny, deux jésuites cumulant les compétences en anthropologie, philosophie et théologie.

Sur ce point, on peut ici appliquer la méthode historico-juridique préconisée par Bergson. Car si les faits constatés relèvent pour une part de l'histoire, ils ne sont pas uniques puisqu'ils peuvent se répéter à l'identique. Ils sont donc comparables aux faits que cherche à établir le juge d'instruction, après enquête et témoignages. Or s'ils sont réels et se répètent, ces faits doivent obéir à des lois, mais pas à celles que peut établir la science en procédant à des expérimentations de laboratoire. Parce que ces faits sont concrets, vécus, ce qui interdit leur mesure par voie mathématique et statistique. Les maladies paranormales seront donc aussi « para-expérimentales » puisque cette rationalité qui a créé la science expérimentale, avec les résultats que l'on sait, a aussi restreint le champ de l'expérimentable. Pour l'élargir, il faut donc convoquer un autre type de rationalité, car les rationalités sont multiples.

Ensuite viennent les questions qui fâchent, la première étant le sort à réserver à la sorcellerie. Existe-t-elle vraiment ? Certains le nient, d'autres bottent en touche en expliquant les effets de la sorcellerie par la croyance en la sorcellerie. Or si le malade paranormal n'a rien d'un malade imaginaire, il faut néanmoins prendre en compte l'imaginaire de la maladie. Mais s'il ne s'agit pas de troubles mentaux ou d'effets nocifs provoqués par une substance quelconque, ce qui fait rentrer le paranormal dans les clous de la normalité en vigueur, il faut aller plus loin. Donc prendre la mesure de ce qui reste d'ignorance dans la médecine moderne. On commence seulement à savoir que les effets placebo et nocebo existent réellement, en suscitant des réactions de l'organisme. On reste interrogatif devant l'acupuncture, surtout associée à l'astrologie, parce que les réseaux énergétiques sur lesquels elle opère supposent un type de corps, inspiré par l'anthropologie chinoise, qui n'a rien de commun avec notre corps machine inventé par Descartes.

Or ce corps-là, nous le savons, n'est qu'une fiction épistémologique inventée pour les besoins de la technoscience. C'est un *analogon* permettant la mesure, une abstraction par rapport au corps vivant. En imagerie cérébrale fonctionnelle, par exemple, on infère ce qui se passe dans le cerveau à partir de l'hémoglobine oxygénée ou désoxygénée, donc à partir d'un substitut permettant de trouver quelque chose de mesurable. Bergson avait déjà compris qu'on ne peut pas réduire le mental au cérébral, mais la neurologie la plus scientifique montre que le cérébral lui-même ne peut pas être connu tel qu'il est en soi, mais seulement par analogie. Ce qui revient à chercher à connaître la vie sans la vie. Or la vie est aussi invisible que le sont les esprits malins ou bénins qui hantent encore l'existence des Africains.

Ce qui est à remettre sur le chantier, c'est donc cette anthropologie que nous avons réduite aux réquisits et aux acquêts de la technoscience moderne, alors que c'est le ticket qu'il faut payer d'entrée pour profiter des savoirs et des pouvoirs qu'elle a rendus possibles. Sans désespérer pour autant de ce qu'elle pourrait nous apporter de neuf. Après tout, il a fallu du temps pour arracher l'électricité à Zeus et en faire un usage maîtrisé. Du temps pour admettre l'existence des ondes radio. Du temps pour identifier, avec Einstein, matière et énergie. Et il en faudra encore beaucoup pour savoir quelque chose de la matière noire.

Alors comment aborder au fond ces maladies paranormales qui défient notre entendement ? En sortant des limites de cet entendement, justement, pour ne pas rester rivés à cette conception réductrice des phénomènes qui repose sur l'élimination du sujet au profit de l'objectivation de l'objet. Or ni le désir, ni la liberté, ni l'esprit ne peuvent être traités comme des objets. Alors que sans eux, il est impossible de penser correctement l'humanité de l'homme. C'est donc à partir de leur manifestation dans toutes les composantes de l'humain qu'on pourra élaborer une anthropologie enfin libérée de ce dualisme qui sied à la technoscience, mais pas à ce que nous vivons dans la richesse de notre existence. Il faut en finir avec la réduction du corps humain à sa donne biologique, à ses composantes mécaniques, pour le considérer enfin comme une chair investie par la vie, l'âme, l'esprit. Et sur ce point, l'apport de Pierre Meinrad Hebga est à considérer avec la plus grande attention.

Pour autant, une bonne part de mystère demeure et ce ne sont sans doute pas les explications fournies par le *nganga,* le praticien traditionnel, l'anti-sorcier, qui peuvent nous éclairer. Il participe en effet du même univers culturel, mental, spirituel et religieux que son malade, et s'il pratique l'art des plantes, médicinales comme hallucinogènes, il opère aussi par les rites, que ce soit en lien avec les mythes animistes ou avec le message des religions révélées. S'il correspond aux critères empiriques établis par Éric de Rosny pour distinguer le *nganga* du charlatan, il peut obtenir des résultats. Des guérisons, des atténuations, des rémissions, ce serait à évaluer au cas par cas — avec bien des difficultés, il est vrai.

Impossible en effet de procéder à des essais randomisés contrôlés comme on le fait pour évaluer une molécule active contre un placebo. La phytothérapie traditionnelle ne pourrait d'ailleurs s'y soumettre qu'au prix de maintes conditions, dont la levée du secret, la conversion de la transmission orale à la notation écrite, le respect des droits des découvreurs face au pillage pratiqué par les laboratoires, sans oublier les obstacles épistémologiques dus au fait que l'expérimentation favorise le moléculaire contre le systémique. Impossible également de comptabiliser précisément les succès et les échecs qui feraient la réputation d'un *nganga* pour telle ou telle catégorie de maladie. Le patient occidental dit qu'il « a » une maladie, le patient africain dit qu'il « est » malade, ce qui impose de le traiter dans sa globalité. Les soins du *nganga* concernent un individu considéré dans son cadre familial et social, ce qui implique de combiner plusieurs types de pratiques — dont des cérémonies —, dans un laps de temps qui peut se révéler fort long.

Dès lors c'est la modestie qui s'impose : à partir du moment où le patient qui se plaint est reconnu comme malade, il faut aller au bout de la séquence diagnostique et thérapeutique pour voir si « ça marche » ou pas. Cela n'a rien d'infamant, la physique scientifique fonctionne souvent ainsi et nombre de médicaments utilisés en psychiatrie ne font pas mieux. D'où la proposition d'Émile Kenmogne consistant à associer plusieurs approches médicales, chacune fondée sur une rationalité propre, afin que de leur frottement jaillissent quelques éclairs de vérité.

Professeur Dominique Folscheid,

Université Paris-Est

Le pré-texte.

Des pathologies d'un genre particulier à l'idée de maladies paranormales.

Des passages de l'œuvre de Meinrad Pierre Hebga [1] permettent d'indiquer l'orientation de la présente réflexion :

> De nos jours, dans les ouvrages spécialisés traitant de forces non encore identifiées par la science, on appelle paranormaux des phénomènes tels que les mémoires prodigieuses, la xénoglossie (capacité de parler ou de comprendre des langues non apprises), les apparitions des mourants, les ectoplasmes (projections fantomatiques à partir de corps vivants), la multilocation d'un individu, la lévitation[2]

Hebga inclut à dessein dans cette catégorie du paranormal « tout ce qui a trait à la sorcellerie et à la magie » ; et l'ensemble constitue « en somme tout le domaine de l'occulte »[3].

---

[1] Prêtre jésuite, philosophe et anthropologue camerounais, psychologue et thérapeute en son genre, né en 1928 à Edéa (Cameroun) et décédé en 2008 à Château-Thierry (France). Il inclut dans les phénomènes paranormaux l'action à distance, la psychotronique et la zoanthropie (objet de sa thèse de doctorat de 3e cycle soutenue à l'université de Rennes en 1968 sur « Le concept de métamorphose d'hommes en animaux chez les Basaa, Duala, Ewondo, Bantu du sud Cameroun »). Il définit la psychotronique comme la science qui étudie les facultés extraordinaires de l'homme et les phénomènes en lesquels l'énergie est dégagée par le processus de la pensée, ou par la pulsion de la volonté humaine.

[2] Hebga, Meinrad Pierre, *La rationalité d'un discours africain sur les phénomènes paranormaux*, Paris, L'Harmattan, 1998, pp. 3-4.

[3] *Ibid.*

Il poursuit :

> Oui, je suis convaincu que certains individus sont doués d'une force paranormale dont la nature n'a pas encore été déterminée, force qui est probablement naturelle, une sorte d'énergie spéciale, mais qui dans certains cas pourrait bien être supraterrestre. Grâce à elle, ils produisent des effets extraordinaires, transitoires ou permanents sur leurs semblables, effets surtout mauvais qui dépassent le niveau de l'illusionnisme ou de la simple hallucination[4]

Une telle conviction ne relève-t-elle pas simplement de l'attrait d'un esprit faible pour le merveilleux ? Que non ! L'auteur soutient en effet que ces phénomènes occultes doivent se prêter à la connaissance scientifique.

> *Si la science parvient un jour à expliquer en termes physicochimiques ou psychologiques cette force mal définie dont nous parlons, elle cessera d'être un pouvoir occulte*, du moins dans nombre de ses manifestations, mais sa réalité, loin d'être démentie, en sera plutôt confirmée[5].

Ainsi écrit Meinrad Pierre Hebga qui indique, en le sachant ou non, un programme d'études épistémologiques et de recherches à but thérapeutique concernant ce que je me suis résolu à nommer *maladies paranormales*. J'entends par là toutes sortes de pathologies dont le patient souffre objectivement et parfois atrocement, mais dont les systèmes nosologiques et étiologiques médicaux[6] ne sont pas toujours établis. Ces maladies semblent mystérieuses au médecin des hôpitaux qui n'imagine pas que des forces invisibles, indéterminées, peuvent agir sur notre monde visible. La littérature rapporte quelques illustrations de ces « mystérieuses » maladies comme des faits vécus ici et là.

---

[4] Hebga, Meinrad Pierre, *Sorcellerie. Chimère dangereuse ?*, Abidjan, éd. INADES, 1979, pp. 287-288.

[5] *Ibid.* Je souligne.

[6] Classifications et détermination des causes organiques, anatomiques, physiologiques ou physiques.

Échantillon d'étonnants faits vécus

Fait n°1 : La fille envoûtée par le **kon**

Ma nièce, écrit madame N. E. A. le 11 octobre 1983 au Père Hebga, tombe subitement malade. J'entre dans sa chambre et trouve qu'elle se meurt ; elle ne parle plus, ne bouge plus. Affolée, je fais le tour des hôpitaux et guérisseurs pendant quatre jours, sans suite, sans changement. Les guérisseurs me révèlent qu'on l'a envoûtée, qu'elle est déjà partie au *kon*[7]. Elle dégage déjà une odeur abominable. Au 5e jour, je revois un dernier guérisseur, un Bassa qui commence aussitôt le remède et nous dit que la malade même nous dira où elle est et tout ce qui se passe autour d'elle. 30 minutes plus tard, la malade commence à parler. Elle dit qu'elle est attachée par une grosse ceinture à la poitrine, et les soldats la frappent beaucoup ; elle a déjà des blessures partout. Elle reconnaît un de ses oncles paternels qui vient à son secours… Son oncle lui montre un vieillard avec un gros fardeau sur la tête ; elle apprend que c'est Pierre, le père de sa maman… Au matin du 6e jour, doutant alors du remède du dernier guérisseur, j'amène ma nièce au CHU (centre hospitalier universitaire) de Yaoundé, ou elle est aussitôt hospitalisée et traitée. Dans la nuit, la malade voit entrer le vieillard de la veille. La conversation commence. Moi, sa tante maternelle, j'entends tout ce que dit ma nièce qui me répète les paroles de son grand-père : « Je te trouve en mauvais état, ma petite-

---

[7] Les gens vendus au *kon* sont censés être des morts apparents qui travaillent dans un monde invisible à l'enrichissement de leur maître. (Note et soulignement de Hebga). J'ajoute que le *kon* (mot de l'aire culturelle *beti* du Cameroun) prend d'autres dénominations dans d'autres langues camerounaises, telles que le *famla*, ou le *sié* ou *sa'a* (chez les Bamiléké de l'ouest) et renvoie à un phénomène mystérieux dont le fonctionnement est décrit exactement comme le *kon* (chez les Beti du centre). Il s'agirait simplement d'une illusion de mort pour des victimes qui surgiraient ailleurs comme esclaves.

fille ». Le mâne observe que deux de ses petits-enfants, âgés respectivement de 2 ans et de 8 mois, sont déjà là-bas, et qu'il ne permettra en aucun cas que la malade s'y rende aussi. Il ordonne que cette dernière quitte l'hôpital et se rende à Kribi pour y rencontrer un médecin traditionnel.

Madame N. E. A est persuadée que le "*nvamba*" (aïeul) est entré dans la jeune fille pour délivrer des messages. Son intervention lui vaut d'être arrêté par des policiers de l'au-delà et de comparaître devant un tribunal. Les membres de la famille terrestre suivent le procès de A à Z. Il apparaît que c'est un oncle paternel, résidant à Y, qui aurait envoûté la jeune fille. Le juge déclare qu'elle a gagné son procès et qu'elle peut donc revenir à la vie dans le monde visible. C'est la guérison. Malheureusement, elle rechute l'année suivante. De nouveau elle fait le tour des hôpitaux et des tradipraticiens. L'un de ces derniers lui passe au cou une croix, « bijou de feu » que les sbires du monde invisible la prient d'enlever. Elle doit comparaître une seconde fois devant le tribunal qui l'avait déjà jugée. Pour gagner ce nouveau procès, le grand-père demanderait beaucoup de prières[8].

Tel est le récit de la tante et de la nièce qui sollicitent du prêtre la cure spirituelle chrétienne.

Fait n°2 : *Les agressions érotiques nocturnes.*

Je demande de l'aide, écrit H. J. F. au Père Hebga, contre ces mauvais esprits qui me dérangent toutes les nuits pendant mon sommeil. Ils m'utilisent comme leur femme. Parfois je reconnais ces personnes qui sont vivantes ; souvent ce sont des amis, des oncles, même mon propre enfant qui a huit ans, et même des femmes… Ils me donnent à manger toute la

[8] Hebga (Meinrad Pierre), *Afrique de la raison, Afrique de la foi*, Paris, Karthala, 1995, pp. 97-98.

nuit, et le lendemain matin je fais beaucoup de selles, on dirait que j'ai une indigestion, et je reste fatiguée presque toute la journée...[9].

Fait n°3 : *Grossir interminablement.*

J'ai perdu tout espoir en la vie, relate en 1988 N. N. A. au Père Hebga, car je ne suis que l'image d'une femme. Je souffre d'un mal qui me ronge depuis 1973. Une nuit, étant endormie, j'ai vu un homme tout habillé de noir qui m'a tenu les deux seins et pressé. Je me suis réveillée en sursaut. En allumant, je n'ai vu personne. Depuis lors j'ai eu de graves problèmes de santé : mes seins grossissent de jour en jour, tout le corps d'ailleurs, car de 60 kg, je me retrouve aujourd'hui à 140 kg ! Je n'ai pas mes règles ; chaque mois, mon cycle ne se signale et ne coule pas, et je ne fais que prendre du poids[10].

Le récit se poursuit sur des efforts de thérapie soldés par l'échec.

Après des traitements par ci par là, je n'ai pas de suite favorable. Mon état ne fait qu'empirer de jour en jour, et mes seins, je n'arrive plus à les porter, car ils sont tellement volumineux. Et chaque fois, en rêve, les mauvais esprits viennent toujours me coucher, en me montrant souvent mes règles, et me disent que je n'aurai jamais d'enfant. J'ai vu plusieurs médecins qui ne savent plus quoi faire. Tous sont désespérés car ils cherchent et ne trouvent rien...[11]

---

[9] *Idem*, p. 99.
[10] *Ibidem.*
[11] *Ibidem.*

Fait n°4 : *Disparition d'un fœtus.*

A Douala au Cameroun, rapporte Mme E. F. vivant actuellement en France, une dame (n'est-ce pas la narratrice elle-même ?) est heureuse de porter une grossesse longtemps attendue jusqu'au jour où, endormie, *elle voit en rêve* quatre hommes garer un luxueux véhicule devant sa cour. Un des occupants, tout de noir vêtu se meut vers elle comme s'il n'était d'aucun poids. Il traverse sans obstacle la fenêtre de sa chambre qui était pourtant fermée ; il plonge ensuite la main dans son organe et s'empare du contenu de son utérus, repasse par la fenêtre et s'en va. Tout cela dure le temps d'un éclair et la dame croit faire un cauchemar. Elle se détrompe quand elle se rend compte, réveillée, que le sang frais traîne sur les objets et les vêtements situés entre son lit et la fenêtre empruntée par le visiteur de son sommeil. Tous ceux qu'elle appelle tardivement au secours constatent également cette traînée de sang. La dame souffre de ce vécu traumatisant que personne n'explique, mais aussi de ne pouvoir porter une nouvelle grossesse.

Fait n°5 : *Mort subite d'une jumelle « appelée » par sa défunte sœur.*

Dans son livre, *L'enfant dans la Tamise*[12], le britannique Richard Hoskins, rationaliste et spécialiste des crimes rituels, expose un vécu personnel qui relève du paranormal et invite chacun à faire le point sur le mot « croyance ». Interviewé, il révèle. « Quand je vivais en Afrique, j'ai été moi-même témoin de phénomènes que je ne saurais expliquer [...]. J'ai dû me débarrasser d'un masque tchokwé qui dégageait des ondes négatives. Ma seconde femme a eu des hallucinations en sa présence, nous faisions tous deux des cauchemars

[12] Hoskins, Richard, *L'enfant dans la Tamise*, traduit de l'anglais par Marie Causse, Paris, Belfond, 2015.

quand il était dans notre chambre. Je sais que ça paraît bizarre, mais c'est un fait »[13].

Hoskins poursuit, comme s'il dissimulait mal son regret de s'être muré dans un rationalisme aveugle : « J'ai aussi vécu un deuil dans des circonstances très particulières. [...] Lorsque je vivais au Congo (l'ex-Zaïre devenu république démocratique du Congo), un homme du village où je résidais est venu me prévenir que ma très jeune fille, Abigaïl, était « *appelée* », selon lui, par sa sœur jumelle morte à la naissance ». Et qu'il fallait avoir recours à un sorcier pour briser cette influence »[14].

Pourtant Hoskins va réduire cela à de simples superstitions et se dire qu'en tant qu'Occidental, ouvrir la porte à ce monde est un gouffre sans fin alors qu'il faut toujours essayer d'expliquer les choses de façon rationnelle. Mais n'a-t-il pas une compréhension limitée de ce qu'il affirme lui-même de l'« explication rationnelle » ? Toujours est-il qu'il prend une décision qui sera aussitôt suivie par un fait troublant.

« J'ai refusé de me soumettre à un rituel auquel je ne croyais pas. Je n'en ai jamais reparlé avec lui. Puis, peu de temps après, Abigaïl est morte subitement. Et après coup, je me suis rappelé ce jour, quelque temps avant sa mort, où j'ai surpris ma toute petite fille en train de fixer, par la fenêtre, le cimetière où sa sœur avait été enterrée. Avec ce regard que je ne lui connaissais pas, cette expression d'un autre monde. C'était très troublant, mais voilà, je me contente de le constater »[15].

La question incontournable à ce niveau du récit est de savoir si un tel homme, qui de surcroît se présente comme un scientifique, doit se contenter de constater des faits aussi

---

[13] *Libération*, n°10721, du samedi 7 et dimanche 8 novembre 2015, p. 22.
[14] *Ibid.*
[15] *Ibid.*

graves, sans vouloir les comprendre dans l'espoir de les contrecarrer ou de les éviter à l'avenir. La suite montre que notre auteur a choisi de s'enfermer dans un rationalisme de principe, socialement correct, qui s'avère inconséquent et, dirait-on, irresponsable. Il peut alors conclure : « Sauf que, même si j'ai refusé d'entrer dans cette logique occulte, ça suscite beaucoup de questions : jusqu'où doit-on aller pour protéger un enfant dans un univers étranger ? A l'époque, j'ai refusé ce dilemme. Je le refuse encore et c'est pour cette raison que je ne veux pas croire aux sorciers. […] Tout simplement parce que j'ai alors compris que la visite de cet homme, qui voulait m'inciter à protéger Abigaïl, m'avait fait plonger implicitement dans une autre réalité dont je ne connaissais jusqu'alors que les manifestations extérieures, sans être concerné »[16].

On comprend pour finir que c'est ce refus socialement correct de s'ouvrir à *une autre rationalité* qui constitue ce qui apparaît ici comme une clôture d'esprit.

« A l'époque, conclut le britannique, j'avais déjà assisté à des cérémonies où l'on sacrifiait une chèvre aux ancêtres, par exemple. Mais avec Abigaïl, je me suis retrouvé concrètement confronté à la croyance et à ce qu'on choisit d'en faire.[17]

Problématiques

Tel est un échantillon simplement indicatif d'expériences d'humains ; on peut en fournir d'autres, à foison. L'esprit philosophique, comme par réflexe, nous pousse à la question de la *crédibilité* de ces récits ainsi qu'à celle de leur rapport au *réel*. En effet la tante raconte que sa nièce a fréquenté aussi les hôpitaux, mais elle ne présente pas le diagnostic de

[16] *Ibid.*
[17] *Ibid.*

l'hôpital. On suppose alors que l'hôpital, fort de sa rationalité particulière et de ses techniques de diagnostic, n'a pas compris la pathologie[18]. L'Anglais introduit un témoignage analogue à propos du décès de sa fille : le *vécu* n'est pas en « première personne », car celui qui narre se distingue de celle qui vit l'expérience. La factualité en ce domaine est différentielle. Il y a donc fait et fait. La dame sexuellement agressée dans son sommeil, celle qui grossit interminablement ou encore celle qui est dépouillée de son fœtus, vivent des faits d'un niveau plus concret pour ce qui est du vécu en tant que tel ; c'est-à-dire en « première personne » comme dit la psychologie.

Mais ces réflexions sont épistémologiques, elles ne préoccupent guère immédiatement les personnes souffrantes ; elles ne résolvent pas le problème du sujet qui se présente au médecin, au prêtre, au psychiatre ou au psychothérapeute dans le but de recouvrer une santé qu'il estime altérée ou perdue depuis un tel vécu. Le récit en soi, s'il n'était qu'hallucinatoire, serait déjà pathologique. Si l'on suppose qu'il est de contenu réel, la chose devient plus préoccupante. Les personnes consultées sont-elles toujours outillées pour aider le patient ? Doivent-elles philosopher sur *l'objectivité du contenu narratif du vécu* ou se poser la question pratique, thérapeutique, qui est l'objet de la visite, de la démarche du sujet qui s'estime atteint ou qui « voit » un danger imminent ? Beaucoup d'hommes s'estiment en excellente santé là où ils se limitent à la « normalité » de leurs paramètres biophysiques et se moquent éperdument de ce que pourrait être la signification d'une éventuelle « voyance » du

---

[18] Si ce fait reste incomplet, notamment parce qu'on n'a pas de diagnostic comparatif d'un hôpital moderne ou d'un psychologue, l'échec établi de la prise en charge médicale des hôpitaux ne suffit-il pas pour déclarer que ces faits ne sont pas explicables par la médecine conventionnelle ? Cet échec introduit le besoin d'autres formes de rationalité pour celui qui s'acharne à comprendre.

voyant. Ne faut-il pas résolument se rendre à l'évidence que l'idée de *santé*, celle de *maladie* et de *guérison* ont historiquement évolué et continuent de changer en fonction des expériences vécues ? La santé ne serait plus « l'absence de maladie » ou la fameuse « vie dans le silence des organes » de René Leriche. L'évolution de l'idée de *santé* et de *maladie* entraîne forcément l'évolution de celle de *médecine*. Jean-Jacques Wunenburger a raison de souligner, à cet égard, que le développement des médecines dites « alternatives » marque une crise de l'idée de médecine ainsi que la mise en concurrence du domaine de la santé auparavant monopolisé par la médecine « officielle » [19]. L'infinie variation des expériences pathologiques et des conceptions du bien-être impose une démédicalisation des théories de la maladie et de la santé. L'OMS (organisation mondiale de la santé) donne l'impression d'avoir saisi l'enjeu de cette question. Elle arrête en effet une définition que les médecins peuvent toujours critiquer, mais dont le principal mérite est le dépassement du paradigme biomédical vers un modèle que je dirais *biopsychosocial* : selon l'OMS,

> La santé est un état de complet bien-être physique, mental et social, et ne consiste pas seulement en une absence de maladie ou d'infirmité »[20].

L'intérêt de cette définition anthropologiquement centrée est qu'elle montre que tous les discours sur la santé et la maladie comprennent une part de représentation mentale, sociale et culturelle, incontournable. Les problématiques de la santé s'orientent désormais vers les valeurs sociales et les représentations (subjectives et collectives) que charrie cette notion, afin d'étudier les déterminants multidimensionnels qui la composent. Dans une réflexion consacrée à l'analyse

---

[19] Wunenburger, J.-J., *Imaginaires et rationalités des médecines alternatives*, Paris, Belles Lettres, 2006.

[20] Constitution de l'OMS, dans *Les dix premières années de l'organisation mondiale de la santé*, Palais des Nations, 1958, p. 459.

de cette notion de santé, Frédérique Desforges souligne avec force et raison l'idée que voici :

> Une approche anthropologique de la santé comprend l'étude des systèmes nosologiques et étiologiques des sociétés humaines ; elle saisit leur articulation avec les conceptions religieuses et avec les représentations cosmologiques ; et elle évalue la cohérence que les représentations de la santé et de la maladie entretiennent avec l'organisation sociale et le système symbolique global[21].

A-t-il pour autant raison de conclure que la santé n'a pas de définition a priori, qu'elle est une notion que l'Homme emplit au fil de son histoire et dont la philosophie est susceptible d'analyser le contenu ?

Quoi qu'il en soit de cette approche de la notion, l'histoire de la pensée humaine retient le rôle joué par la philosophie contemporaine dans l'invention du paradigme biopsychosocial de la santé. Sous un accent profondément bergsonien, *Le normal et le pathologique* (1943) de Georges Canguilhem[22], admirable médecin pensant, enseigne que, si ce que nous nommons « état de santé » est toujours différent, toujours nouveau et essentiellement individuel, alors la santé

---

[21] Frédérique Desforges, « Histoire et philosophie : une analyse de la notion de santé », HES, 2001, 20e année, n°3, p. 295. Voir aussi : *http://www.persee.fr/web/revues/home/prescript/article/hes_0752-5702_2001_num_20_3_2227*. Cette idée est également développée par Alexandre Klein : « Si la santé est une préoccupation qui a toujours accompagnée le développement de l'humanité, le concept de santé s'est lui modifié à l'aune des sociétés, des cultures et des époques, se faisant le reflet des considérations sociales, culturelles, religieuses ou scientifiques. L'histoire de la santé est donc toujours-déjà une histoire des mentalités, des idées, des sociétés et des cultures. » (Alexandre Klein, « La santé comme norme de soin », *Philosophia Scientiæ* [En ligne], 12-2 | 2008, mis en ligne le 01 octobre 2011, consulté le 05 août 2015. URL : http://philosophiascientiae.revues.org/127 ;
DOI : 10.4000/philosophiascientiae.127).

[22] Georges Canguilhem, *Le normal et le pathologique* (1943), Paris, PUF, 12e édition « Quadrige », 2013.

ne peut être pensée comme une norme à rétablir au moyen d'un traitement, mais elle s'impose comme le résultat toujours inédit d'une réorganisation des normes du vivant. Le corps n'est pas qu'une mécanique au fonctionnement normé universellement, il s'inscrit dans une dynamique entre matérialité biologique et représentations vécues, dans un flux temporel qui interdit tout retour en arrière et qui fait de chaque situation une situation nouvelle et originale[23]. Ce que le livre philosophique du médecin Georges Canguilhem nous apprend, c'est que la santé est envisagée pour elle-même, qu'elle n'est pas l'absence de maladie ; il apporte un modèle où le point de vue du malade, le rapport de l'individu à son vécu et à l'idée qu'il se fait du bien-être sont au cœur de la tentative de *rationalisation.* Le risque auquel s'expose toute lecture rapide de ce livre est celui de croire que l'interdiction de réduire la santé à une analyse chiffrée de laboratoire entraîne une théorie relativiste de la santé, culturellement ou subjectivement déterminée, qui serait alors exclusivement *sentie*. En réalité,

> Se sentir en bonne santé s'articule toujours au fait de se savoir en bonne santé. Etre en bonne santé relève de deux modalités : un savoir scientifique médical et une connaissance subjective de soi et de son environnement. La normativité demande à être comprise dans le champ social comme dans le champ vital[24].

C'est exactement la même préoccupation pour le paradigme biopsychosocial de la santé que je retrouve chez le philosophe allemand Hans-Georg Gadamer [25] dont *La*

---

[23] Juste synthèse de l'œuvre de Georges Canguilhem fournie par Alexandre Klein, « La santé comme norme de soin », *Philosophia Scientiæ* [En ligne], 12-2 | 2008, mis en ligne le 01 octobre 2011, consulté le 05 août 2015. URL : http://philosophiascientiae.revues.org/127 ; DOI : 10.4000/philosophiascientiae.127.

[24] Commentant Canguilhem, Alexandre Klein, *op. cit.*

[25] Hans-Georg Gadamer, est né en 1900 à Marbourg (Allemagne). Connu pour ses travaux en herméneutique (science de l'interprétation), il est l'auteur entre autres, de *Vérité et méthode* (Seuil, 1976), de *L'Art de*

philosophie de la santé[26] est un ensemble de réflexions développées devant des médecins. Le philosophe dit à ces derniers, dans des termes qui rappellent ceux de Georges Canguilhem, que la notion de santé n'est pas uniquement médicale, et que ses paramètres multidimensionnels invitent à la pensée philosophique. La question de la santé est alors posée en termes épistémologiques, mais aussi sociologiques, politiques, culturels et éthiques. Penseur herméneute, Gadamer analyse la nature des discours qui sont consacrés à la santé, il interroge les mots à la lumière des choses, des faits et des pratiques. Confrontant les points de vue, il souligne la *complexité* de l'idée de santé et conclut par l'exigence d'un *savoir global* pour retrouver la signification humaine de la pratique médicale.

L'effort que je tente dans la suite de ces maîtres est celui de suggérer une intelligibilité des maladies paranormales à partir du paradigme biopsychosocial. Il est à cet égard vain, voire préscientifique de vouloir ignorer ces pathologies d'un genre particulier ou de leur imposer des camisoles de force des systèmes nosologiques classiques. La première attitude scientifique consisterait à adopter une posture neutre devant ces maladies et d'admettre, ne serait-ce qu'à titre d'hypothèse de recherche, leur spécificité, leur nouveauté ou leur originalité. C'est alors qu'on peut s'ouvrir à la préoccupation de ma démarche qui consiste à s'interroger sur la rationalité qui serait à l'œuvre dans ces maladies : rationalité interne comme logique propre de fonctionnement et rationalité externe ou alléguée comme intelligibilité relevant essentiellement de l'herméneutique[27]. L'idéal d'intelligibilité

comprendre (Aubier, vol. I et 2, 1982 et 1991) et de *L'Actualité du beau* (Alinéa, 1992).

[26] Hans-Georg Gadamer, *La philosophie de la santé*, traduit de l'allemand, Paris, Grasset, 1998.

[27] Les sciences humaines contemporaines, en leurs différentes spécialités, approchent les maladies paranormales par l'herméneutique. Mais,

étant que la rationalité subodorée et alléguée, c'est-à-dire la rationalisation, coïncide avec la rationalité interne, toujours cachée, afin de produire une connaissance, un savoir, une science, c'est-à-dire précisément un dévoilement, en vue d'une esquisse d'action thérapeutique de ces maladies. En effet, la finalité de tout effort d'intelligibilité des maladies ou de leurs dévoilements étiologiques, c'est la thérapie. En dehors du but thérapeutique, l'effort de connaître la logique des pathologies est sans objet. La petite question qui dérange et qui excite philosophiquement sur l'autre versant du trajet d'Hermès, le versant hermétique, étant de savoir si toutes les étiologies sont dévoilables.

Quatre chapitres sont arrêtés pour le présent livre. Le quatrième et dernier donne son titre à cet opus avec une nuance sur sa formulation : « Maladies paranormales et rationalité. Entretien avec Adèle Van Reeth ». Il invite d'abord à la perception de la différence entre l'approche vulgaire des phénomènes et l'approche méthodique de la démarche philosophique ; il insiste ensuite sur la relativisation de l'idée de rationalité là où le besoin de comprendre certaines pathologies étale les limites et les insuffisances de la logique médicale classique ou conventionnelle et souligne l'intérêt de la philosophie dans un domaine du réel dont l'objet a du mal à s'imposer à la science officielle comme sujet de recherche : *l'irrationnel apparent s'y trouve contenu dans une rationalité concurrente*. Le premier chapitre se préoccupe de l'idée de maladies paranormales en se penchant sur la problématique

justement, le mythique trajet du mystérieux Hermès ne conduit-il pas aussi bien à l'herméneutique qu'à l'hermétique ? Faut-il se livrer à l'herméneutique au point de ne plus faire aucune place à l'hermétique, ne fût-elle que provisoire ? Vouloir, d'une seule haleine, tout expliquer en ignorant les limitations de nos théories explicatives, celles de nos différentes langues et de notre faculté de comprendre est une erreur que l'attitude scientifique devrait méthodiquement éviter.

de leur identification et des soins appropriés pour ces maladies. Mais les soins n'étant pas la guérison, le deuxième chapitre, « Qu'est-ce qui guérit ? », amorce la nécessité de relativiser nos attitudes théoriques dans le domaine de la santé ; il souligne la complexité des mots santé, maladie et guérison. Sa relativisation se veut pour autant non kantienne ; elle est *gnostique*[28], car le troisième chapitre, « La sorcellerie au miroir de la science. Problématique de la méthode comme élément d'épistémologie », parie plutôt pour la connaissabilité que pour l'inconnaissabilité. Il applique cette option heuristique à la sorcellerie considérée à tort ou à raison comme la source irradiante des maladies paranormales. Tout cela justifie l'exigence de contribuer à l'élaboration du concept problématique de *spiritologie*, défini comme la science de ces phénomènes qui, à nos yeux, relèvent essentiellement de l'esprit[29], en sachant que ce mot correspond ici au *Geist* allemand plutôt qu'au *mind* anglais. En effet, ce sens faible du mot *esprit* conduit à réduire la dimension spirituelle de l'être humain à un fonctionnement que l'on espère, plus à tort qu'à raison, matérialiser, notamment dans la logique des sciences dites cognitives.

[28] Mot compris ici au sens grec de *gnôsis*, qui signifie connaissance initiatique (ce qui n'implique aucun ralliement aux sectes gnostiques de l'Antiquité).

[29] Je donne de l'esprit une définition simple : c'est la réelle dimension immatérielle de la réalité.

Chapitre 1

Problématique de l'identification et des soins en maladies paranormales.

L'intérêt de la question

Ce dont il est question part d'un constat que chacun peut faire : il existe et il a toujours existé des maladies, des pathologies « bizarres », mystérieuses, sur lesquelles des hommes et des femmes ont réfléchi et travaillé aussi bien en Afrique qu'en Occident. Je m'y suis intéressé à partir de mes recherches sur les phénomènes psychiques et mystiques chez Bergson, de la fréquentation d'un philosophe, prêtre et soignant camerounais nommé Meinrad Pierre Hebga[30], grâce aux travaux duquel j'ai formé le concept de « maladie paranormale » pour désigner ces maladies spécifiques, disons, pour le moment, d'un autre genre. Cette notion a été aussi inspirée par les difficultés que pointe Georges Canguilhem[31] dans la tâche de distinction à faire entre « le normal » et « le pathologique » en médecine. En outre, les travaux ethnographiques et anthropologiques d'Éric de

---

[30] Auteur des œuvres telles que *Sorcellerie, chimère dangereuse ?* ; *Sorcellerie et prière de délivrance* ; *La rationalité d'un discours africain sur les phénomènes paranormaux*, etc, pour ne retenir que les titres principaux.

[31] Médecin et Philosophe de la santé, auteur du célèbre ouvrage, *Le normal et le pathologique*. Cet ouvrage est la thèse de doctorat en médecine présentée en 1943 par Georges Canguilhem, augmentée, lors de sa réédition vingt ans plus tard, de réflexions philosophiques sur la signification du terme « normal » en médecine.

Rosny [32] ont largement contribué à cette élaboration conceptuelle. Je dois souligner également ceux de Tobie Nathan et d'Isabelle Stengers (ethnopsychiatre et philosophe des sciences) qui rapprochent le médecin et le sorcier[33]. Olivier Nkulu Kabamba a publié récemment *Les médecins en Afrique et la sorcellerie. Une herméneutique de leur rencontre*[34]. Sans prétendre à l'exhaustivité des sources de mon inspiration, je relève l'excellent travail abattu par Jeanne Favret-Saada dans les bocages de l'ouest de la France et consigné dans son livre : *Les mots, la mort, les sorts*[35], puis, dans *Désorceler* [36], etc., sans oublier une controverse bibliographique née du retentissant petit livre de mon collègue ivoirien, Thiémelé Ramsès Boa, *La sorcellerie n'existe pas*[37], qui me donne ici l'occasion de remarquer au passage que c'est paradoxalement d'Afrique qu'une telle position est si nettement affichée, contrairement à ce que pense le sens commun. Ce qui est plus qu'un signe des temps. Pourtant, réponse du berger à la bergère, Dakouri Gabou répond à son compatriote Thiémelé Boa par un texte de la même clarté chez le même éditeur ivoirien : *La*

[32] Ce prêtre français de l'ordre des jésuites qui a vécu plus de 50 ans dans mon pays a publié plusieurs livres dont *Dimsi. Ceux qui soignent dans la nuit* ; *Les yeux de ma chèvre. Sur les pas des maîtres de la nuit en pays Douala (Cameroun)* ; *L'Afrique des guérisons*, etc. Je précise que toute l'œuvre d'Éric de Rosny est téléchargeable gratuitement sur le site de l'UQUAC (Université du Québec à Chicoutimi), en Word et en PDF.

[33] Nathan, Tobie et Stengers, Isabelle, *Médecins et sorciers* (1995), Paris, La Découverte, éd. 2012.

[34] Nkulu Kabamba, Olivier, *Les médecins en Afrique et la sorcellerie. Une herméneutique de leur rencontre,* Paris, L'Harmattan, 2014.

[35] Favret-Saada, Jeanne, *Les mots, la mort, les sorts*, Paris, Editions Gallimard, 1977.

[36] Favret-Saada, Jeanne, *Désorceler*, Paris, Éditions de l'Olivier, coll. « Penser/Rêver », 2009.

[37] Boa Thiémélé, Ramsès, *La sorcellerie n'existe pas*, Abidjan, Les éditions du CERAP, 2010.

sorcellerie, une réalité vivante en Afrique[38]. C'est dire si cette question est préoccupante et si elle est d'actualité. Ce mal être somatique ou mental *sui generis* et embarrassant pour le protocole des hôpitaux est projeté sans recul dans le gouffre nébuleux de la sorcellerie. Ce qui ne contribue qu'à compliquer davantage la question de l'identification et des soins d'une catégorie de mal dont souffrent réellement nos contemporains.

Maladies paranormales et controverses sur la sorcellerie

La « maladie paranormale » peut se définir comme une pathologie subjectivement perçue et clairement déclarée par un patient, aux effets plus ou moins objectivement observables par un tiers, notamment le médecin des hôpitaux, justement parce que l'étiologie de cette pathologie réelle ne tombe pas docilement sous le diagnostic de la science médicale conventionnelle.

Comment dès lors aborder la problématique thérapeutique ou la question des *soins* de ces maladies vagues et occultes qui pourraient très vite devenir, par leurs *effets*, de véritables problèmes de santé publique ?

Le propos que je tiens peut avoir deux dimensions.

Une dimension *théorique*, philosophique et plus précisément épistémologique et une dimension *pratique*, relevant de la problématique des soins, de la thérapie des maladies dites paranormales.

Pour des raisons relatives à l'objectif spécifique que je m'assigne dans ce chapitre, j'insisterai davantage sur la deuxième dimension. Je réserve donc l'approfondissement de

[38] Dakouri, Gadou, *La sorcellerie. Une réalité vivante en Afrique*, Abidjan, Les éditions du CERAP, 2011.

la première dimension aux discussions épistémologiques sur lesquels je reviens dans le troisième chapitre de ce volume. J'indique au passage qu'il s'agit de la question de la réalité existentielle et de la connaissabilité du domaine de l'occulte par la raison humaine naturelle. Là, on procèdera comme René Descartes, brillant philosophe de la santé souvent ignoré, qui adopta dans sa démarche du doute méthodique des règles pour une morale par provision, étant donné qu'il se trouvait sous la pression de l'action alors que les principes de la connaissance ne lui fournissaient pas encore « clarté et distinction » sur certains objets du savoir. Dans notre cas, nous avons la pression des « malades », mais il s'agit précisément des patients (un patient n'est pas forcément malade) inquiets et inquiétants alors que la recherche, l'épistémologie, ne nous dit pas encore clairement la nature de leur pathologie. C'est pourquoi, comme Descartes, je pense qu'on peut suspendre son jugement sur la question théorique pour aller à l'urgence de l'identification ou du tri, comme à celle des soins pratiques.

Mais qu'est-ce qu'il faut alors soigner et de quoi prétendre guérir nos patients d'un genre particulier ? Telle est l'épineuse question du diagnostic. Je pose cette question : *comment identifier une maladie paranormale ?*

Pour préparer la recherche d'une réponse raisonnée à cette question, balisons la surface du jeu. Le maître-mot des maladies paranormales, c'est la *sorcellerie* dont s'occupe le sorcier ou la sorcière.

Il faut d'abord souligner que toute maladie ordinaire qui ne résiste pas à la cure hospitalière n'est pas une maladie paranormale. Celle-ci se reconnaît à deux indices : 1) c'est tantôt une pathologie qui n'obéit à aucune explication physique, biologique ou psychologique hospitalière. Parfois, elle se soustrait au diagnostic de l'institution hospitalière conventionnelle. 2) C'est une maladie qui, tantôt diagnostiquée par le médecin des hôpitaux, résiste à la cure hospitalière conventionnelle. La question qui s'impose est celle-ci : *étant donné que des humains font effectivement face à cette expérience de diagnostic rebelle à poser et d'incurabilité de certaines maladies, et qu'ils se déclarent victimes de sorcellerie (niveau du discours), faut-il se poser le problème de l'objectivité de cette victimisation (question épistémologique) ou se demander d'abord comment prendre en charge de tels « malades » ?* Autrement dit, il s'agit de savoir s'il convient d'approfondir l'épistémologie et la cognitivité des discours sur les maladies paranormales ou plutôt de s'interroger sur le déploiement des approches pour soulager les potentiels malades, soigner les maladies paranormales, se guérir de la sorcellerie et, pourquoi pas, soigner l'authentique sorcier.

En quoi consisterait donc la pratique de « soins appropriés » si l'on considère la sorcellerie comme une maladie et comme ensemble de pratiques suscitant des pathologies « mystérieuses » et spécifiques ?

Par *maladie paranormale*, entendons, sous forme de pathologie, une manifestation somatique ou psychique d'un aspect du vaste domaine des phénomènes dits paranormaux (Hebga, 1998). La « maladie paranormale » serait donc une pathologie cryptée, occultée volontairement pour le médecin des hôpitaux, du moins pour ce qui concerne son étiologie, du moment qu'il peut avoir accès à ses effets. Nous sommes des cibles sur terre pour des tireurs secrets, écrit Antoine de Saint Exupéry dans *Terre des hommes*. Bref, la maladie paranormale a un agent bien désigné : c'est le sorcier. La première question qui se pose est de savoir si ce dernier est lui-même en bonne santé.

L'authentique sorcier, un malade

Dans un de ses textes de maturité consacré à « L'univers de la sorcellerie », Éric de Rosny, initiateur d'un colloque historique sur « Justice et sorcellerie » qui s'était tenu en 2005 à Yaoundé, prend clairement position pour l'existence de la sorcellerie. D'après lui,

> Dire qu'elle n'existe pas, c'est nier tout simplement et avec une certaine naïveté l'existence de la perversité dans ce monde. Pour employer une image, la sorcellerie maléfique est comme le vêtement qui habille cette perversité fondamentale. Enlevez-le et la perversité demeure. Tuez les sorciers et le mal réapparaît[39].

Pour l'illustre chercheur, la sorcellerie existerait comme pure sécrétion sociale ; ce qui marque sa foi pour une explication socio-anthropologique du phénomène et ses manifestations. Certes, l'existence de la sorcellerie ne va pas de soi pour tous les observateurs. A l'analyse, tout dépend de ce que chacun entend par « exister ». L'atelier régional de Porto Novo convoqué en 2012 par le philosophe béninois Paulin Jidenu Hountondji sur « La croyance à la sorcellerie et son impact sur le développement »[40] avait été marqué par les controverses interminables sur le livre de l'ivoirien Thiémélé Ramsès Boa, dont le titre dit totalement le contenu : *La sorcellerie n'existe pas*[41]. A cette thèse, Éric de Rosny répondrait à la lumière du texte déjà cité :

> Ce besoin pervers de nuire qui gît au cœur de l'homme n'est ni accessible ni même concevable autrement que dans un système de représentations socioculturel. Si vous dites que la sorcellerie n'existe pas c'est que vous vivez les effets du mal selon un autre paradigme, dans un autre univers de représentations qui a

[39] Éric de Rosny, 2005, pp. 28-29.
[40] Porto-Novo (Bénin), du 11-13 octobre 2012.
[41] Abidjan, CERAP, 2010.

sa cohérence pour vous mais aussi sa relativité pour les autres[42].

La controverse sur l'existence et la non existence de la sorcellerie s'avère opposer, au-delà du discours qui la porte, deux convictions, deux croyances ou deux dogmes contradictoires. Elle peut être surmontée et résolue par une démarche réaliste qui confronterait le *fait problématique* de la sorcellerie à ses *effets assertoriques*. Il est incontestable qu'en ce domaine, la factualité des faits est le problème le plus ardu à résoudre pour celui qui n'en fait pas l'expérience personnelle et se réduit aux *témoignages* dont la valeur peut être sujette à caution. Pourtant un peu d'attention nous amène à comprendre que *les effets peuvent être traités comme des faits,* sous le modèle de la démarche qu'Emile Durkheim conseillait pour la construction du « fait social », objet de la sociologie. Selon ses *Règles de la méthode sociologique*, il fallait « considérer les faits sociaux comme des choses »[43] et la sociologie comme « science » avait son objet. Or les *effets*, quels qu'ils soient, renvoient nécessairement l'esprit humain à la recherche de leurs *causes*. C'est là qu'on rencontre inéluctablement comme cause de la sorcellerie la « *perversité fondamentale* » de l'homme qui préoccupe Éric de Rosny. Dès lors, la sorcellerie comme perversité a pour moyen d'expression le corps, les gestes et les agissements du sorcier. Le sorcier en chair et en os, si l'on suit Éric de Rosny à la lettre, est *un pervers*, c'est-à-dire un être dépravé et tourné vers le mal.

L'idée qui me motive à *reprendre* ce texte et cette thèse d'Éric de Rosny est la relation qui s'établit entre la perversité et la pathologie : tout pervers est en soi un être et un lieu où s'exprime un *pathos*, c'est donc un malade ; il peut ne pas se

---

[42] Éric de Rosny, 2005, p. 29. Je souligne.

[43] Emile Durkheim, *Les règles de la méthode sociologique*, Paris, PUF, 22e édition, 1986, p. 15.

percevoir comme « patient » et évoluer dans l'inconscience de sa pathologie. L'authentique sorcier ainsi envisagé est en soi un malade dont la maladie a pour effets essentiels de produire d'autres malades, malades de pathologies dites « vagues », « mystérieuses », « bizarres », d'un point de vue de la médecine conventionnelle moderne. Il est redouté pour ses aptitudes maléfiques. La question qui prolonge donc ce positionnement et cette réflexion d'Éric de Rosny est à double volet : premièrement, *comment soigner et même guérir le sorcier de sa perversité, puisqu'il occupe à ce titre la place de patient nécessitant un protocole thérapeutique ?* Deuxièmement, *comment soigner et guérir les pathologies spécifiques que les pratiques maléfiques du sorcier suscitent autour de ce dernier, notamment chez ceux qui se déclarent victimes de la sorcellerie ?* Poser ces questions, c'est tenter de discuter un pessimisme d'Éric de Rosny dont la ferme conviction est qu'on ne peut pas éradiquer la sorcellerie, *même si l'on tuait les sorciers*, parce que la maladie dont souffrent les natures sorcières relèveraient moins de l'inné que de l'acquis pour celui qui se limite à une explication socio-anthropologique. Mon idée est que cette explication, pour opérationnelle qu'elle puisse être, est loin de couvrir tous les cas de maladies paranormales ou de sorcellerie. Ce qui, non seulement nous ouvre l'esprit qui, pour le coup, en veut davantage, mais exige un autre niveau d'explication pour les cas non couverts par la théorie socio-anthropologique.

L'inné et l'acquis en sorcellerie.

Dans le texte déjà évoqué, Éric de Rosny rapporte les propos d'une vieille dame, qui tente de définir ce qu'est la sorcellerie. Il échappe à cette dame l'idée que l'on peut devenir sorcier malgré soi[44]. Sa formule, péremptoire, est intéressante : « *C'est qu'on m'a rendue sorcière.* »[45]. Ce positionnement onto-théologique sur la nature de la sorcellerie trouble inéluctablement la foi socio-anthropologique d'Éric de Rosny. Le mot de la dame, péremptoire, montre que le sorcier peut être, en tant que tel, victime d'une machination orchestrée ailleurs. Ce mot enjoint de se prononcer sur la question de savoir si l'on naît sorcier (par la nature) ou si l'on le devient (par la culture). Pierre Meinrad Hebga répond : « *Cette question est embarrassante* », mais, poursuit-il dans *Sorcellerie. Chimère dangereuse ?*, « *à bien considérer les récits étonnants de nos différents informateurs à travers l'Afrique, il apparaît que la sorcellerie est à la fois innée et acquise* »[46]. Hebga illustre par la suite cette double source par l'exemple de l'homme[47] surnommé « héros-à-la-machette-nue » qui était déjà méchant lorsqu'il « se rendit chez les mânes pour [...] acheter le fétiche de la méchanceté »[48]. En tant que sorcier, il est le produit du *destin*, de *l'initiateur*, du *milieu social*, mais aussi de *lui-même*, car le groupe et lui se renvoient dialectiquement une image qui le fonde ou du moins le confirme dans son être[49]. Il s'en dégage clairement l'approfondissement qu'apporte la théorie de Meinrad Hebga, là où la plupart de théoriciens ne s'en tiennent qu'au milieu social et à ses conflits relationnels pour tenter d'expliquer la sorcellerie. Hebga va plus loin, empruntant la méthode onto-théologique : il se veut réaliste. On est libre de ne pas le suivre ; il ne demande qu'à être compris, car il précise :

---

[44] Éric de Rosny, 2005, p. 25.
[45] *Idem.*
[46] Hebga, 1979, pp. 97-98.
[47] Nget-Nso-Fa, Hebga, 1979, p. 103.
[48] Hebga, 1979, p. 103.
[49] Hebga, 1979, p. 104.

> Le sorcier (la sorcière) est une personne habitée, même à son insu, par un pouvoir maléfique qui la pousse à nuire, à détruire, à tuer[50].

D'où cette définition de la sorcellerie qui découle des observations et des analyses :

> La sorcellerie est l'ensemble des activités mauvaises du sorcier. Elle s'inscrit dans la sphère du mal. Nous y rangeons imprécations, malédictions, envoûtements, jets de sorts, combats invisibles, cannibalisme mystique, métamorphose d'hommes en animaux. [...] Pour nous, le sorcier ne soigne pas les malades ; il ne désenvoûte pas, n'exorcise pas, ne guérit pas, ne fait pas le bien, du moins lorsqu'il se comporte en sorcier[51].

L'avertissement de Hebga est à cet égard qu'il faut se garder de réduire les phénomènes de sorcellerie et les maladies paranormales à leur simple dimension symbolique, représentative où elles seraient la traduction ou la manifestation épiphénoménale des difficultés, conflits ou rapports de force souterrains à la société. Hebga s'évertue à faire valoir que par-delà les discours sur la sorcellerie, il y a une réalité ontologique dont la découverte incombe à l'invention épistémologique.

Réalisme et symbolisme en sorcellerie

Point n'est besoin de s'attarder ici sur les manifestations des maladies paranormales chez ceux qui s'estiment victimes d'actes de sorcellerie. On en trouve à profusion dans les récits, les narrations de patients et les transcriptions de ceux qui font œuvre d'anthropographie médicale. Point n'est non plus besoin de prolonger ici les controverses de l'herméneutique des narrations des phénomènes sorciers auxquelles se livrent aujourd'hui les diverses branches des

[50] Hebga, 1979, p. 16.
[51] *Ibidem.*

sciences humaines. Comme le souligne avec raison Pierre Lembeye, l'herméneutique ne dira jamais tout, tant qu'il y aura de l'hermétique[52].

Réduire la sorcellerie à « *un discours* » plutôt que l'envisager comme une « *réalité concrète* », peut-être ou provisoirement hermétique, conduit à une controverse à enjeu épistémologique. En tant que telle et dans l'immédiat, cette controverse entre le réalisme et le symbolisme en sorcellerie est infra-thérapeutique parce qu'elle ne pose pas, ni même n'aborde le problème des malades qui souffrent et qui sont souvent inaudibles devant les schémas thérapeutiques inadaptés où les spécialistes officiels de la santé tentent, non sans grand mal, de « caser » des patients d'un genre particulier. C'est un tel constat qui justifie la problématique des soins appropriés pour ces maladies paranormales. Mon propos pourrait se limiter à montrer que cette question des soins appropriés en ce domaine spécifique mérite non seulement l'attention des chercheurs, mais pourrait faire l'objet de programmes d'investigations scientifiques selon des méthodes parfaitement élaborées.

Problématique des soins appropriés aux maladies paranormales

A la question : comment soigner les maladies paranormales, guérir la sorcellerie et de la sorcellerie, la première chose à remarquer est que la question est mal posée. Un problème bien posé, disait Bergson, est à moitié résolu. Le paradigme de la simplicité éloigne d'une perception objective des paramètres d'intelligibilité des maladies

[52] Formule lumineuse prononcée dans l'entretien qu'il nous a accordé dans son laboratoire à Paris le 29 juin 2015; formule clairement reprise dans son livre, Pierre Lembeye (avec Anne Christine Fournier), *Au commencement, le symptôme*, Paris, Desclée, 2014.

paranormales. Sortir du paradigme de la simplicité, c'est pluraliser l'idée de sorcellerie et relativiser celle des soins ainsi que des démarches thérapeutiques appropriées pour les maladies paranormales. C'est sous le paradigme de la complexité et donc de l'inachèvement, de la *variation* ou de l'ouverture du discours et des pratiques en soins des maladies paranormales qu'il faut comprendre et poser la question. C'est alors l'urgence de l'identification et du tri des maladies paranormales qui s'impose en tout premier lieu.

L'idée majeure de la relativisation et du tri en ce domaine où prédomine *le varié* serait de considérer chaque cas comme entièrement à part, d'éviter toute généralisation abusive. En pratique, elle consisterait en l'exigence de participation qui se traduirait par l'accompagnement thérapeutique du soignant par le « malade » (dérivée d'antipsychiatrie), la prise au sérieux de la parole et du vécu du patient, l'écoute patiente de la narration de son vécu.

Schématiquement, on peut distinguer quatre niveaux d'opération de diagnostics et de soins appropriés qui relèvent aussi des niveaux ou des distinctions de rationalités. Une rationalité étant la construction d'une théorie explicative et déductive dont la véracité se trouverait dans son opérationnalité ou son efficacité.

Schéma thérapeutique 0.

Dans le cadre de la rationalité organiciste (domaine de la médecine conventionnelle, des médecines alternatives, de la psychiatrie).

0) Pathologies « normales » (versant négatif du paranormal)

La thérapie organiciste repose globalement sur l'anthropologie mécaniste cartésienne de « l'animal machine » ou du corps machine. La maladie concerne toujours un organe qui s'avère défaillant à l'examen. Le médecin le repère et le répare. Si le soin porte à guérison, on n'a pas le temps de penser à la praranormalité de l'affection. Bref, notre schéma thérapeutique 0 ne concerne pas les maladies paranormales. Il apparaît ici comme un fond (négatif) de pathologies normales, conventionnelles, sur lequel on peut dessiner les maladies paranormales.

Schéma thérapeutique 1.

Approprié à la rationalité psychique (domaine de la psycho-logie)

1) Pathologies paranormales fondées sur les croyances (et la peur)

En effet, tous les patients de pathologies paranormales ne sont pas forcément victimes d'attaques sorcières *stricto sensu*. Il n'en demeure pas moins vrai qu'ils souffrent, ne serait-ce que de leur croyance à de telles attaques, de leurs peurs. Hebga me paraît particulièrement lucide quand il écrit : « Un grand nombre d(e) maladies attribuées à la sorcellerie n'ont aucun rapport avec elle »[53]. L'approche psychothérapeutique, ethnopsychiatrique d'un certain Tobie Nathan ou celle d'Éric de Rosny peut s'avérer ici d'une indéniable efficacité.

Ce qu'il y a effectivement de méthodologiquement fâcheux, c'est le réductionnisme théorique que veut imposer l'approche positiviste de ces pathologies dès qu'un moindre cas s'avère s'expliquer par le paradigme psychothérapeutique, sociologique ou socio-anthropologique, psychologique ou encore structuraliste. On veut alors, mais vraiment à tort, que tous les cas soient expliqués de la même

[53]Hebga, 1979, p. 288.

façon. Dès lors on a un charlatan de plus qui se double de l'homme de science, mais pas un patient ou une victime de moins.

Schéma thérapeutique 2.

Dans le cadre de la rationalité sociale (domaine de la socio-logie)

2) Pathologies paranormales résultant des conflits sociaux réels, déplacés à un niveau symbolique.

Expliquer la sorcellerie, indiquer ses fondement sociaux comme le font si bien Peter Geschiere[54] et Denise Paulme[55], établir clairement sa fonction sociale comme l'a fait Charles-Henri Pradelles de Latour[56] ou encore Thiémélé Ramsès Boa[57], Berthe Lolo[58] etc., contribue parfaitement à clarifier et à spécifier la question de la morbidité que posent les victimes de cette institution sociale. Sous cette étiologie, le soin ne saurait s'adresser seulement à l'individu dit malade. C'est un ensemble social qu'il faudrait soigner ou guérir selon une approche globale, holistique. Ce qu'il y a lieu de concevoir ici c'est la thérapie de groupe, la thérapie familiale.

---

[54]Karthala, 1995, p. 18.

[55] Eric de Rosny, op. cit., p. 28.

[56] E.P.E.L., 1991, p. 81.

[57] Boa Thiémélé, Ramsès, *La sorcellerie n'existe pas*, Abidjan, Les éditions du CERAP, 2010.

[58] L'hypothèse de Berthe Lolo est que la sorcellerie qui ravage l'Afrique est une conséquence de l'esclavage : il s'agirait des effets sur l'inconscient d'avoir vendu des êtres humains et d'en éprouver les conséquences avec grand retard. L'Afrique se serait en quelque sorte « mangée » elle-même. Or la thématique du manger est omniprésente dans bien des phénomènes sorcellaires. Voir son texte : « Syncrétisme médical en Afrique subsaharienne. Existe-t-il une alternative ? », dans Ludovic Lado, *Le pluralisme médical en Afrique. Hommage à Eric de Rosny*, Paris/Yaoundé, PUCAC/Karthala, 2010, pp. 419-428.

L'intérêt de ces approches est de permettre d'établir que l'explication psychologisante habituelle par l'*autosuggestion*, l'*hallucination*, les *supercheries*, ne couvre pas la totalité des faits et des cas vécus. Il faudrait en inventer une autre qui rende compte des effets paranormaux incontestables.

Il faut souligner au passage que rapprocher Éric de Rosny et Pierre Meinrad Hebga comme nous le tentons superficiellement dans ce chapitre, ne tient qu'au niveau du *dessein* de l'un et de l'autre. Ce dessein étant le souci réel pour le bien-être physique et mental de l'homme. Dans le fond, il faudrait tout une étude pour rapprocher les deux hommes. Car à mes yeux, ce qui les distingue fondamentalement c'est qu'Éric de Rosny est resté, comme il l'avoue lui-même, en dehors de cet arrière-monde du paranormal, comme l'atteste sa parabole décisive du nageur et du garde-côte[59] alors que Hebga y livre à longueur de

[59] Si j'ai pu franchir, comme une frêle passerelle, la distance qui sépare un Parisien profane d'un nganga expérimenté, c'est que j'ai gardé mon identité. Et c'est peut-être parce que j'ai gardé mon identité que cet itinéraire a été possible. Je respecte la logique profonde qui gère l'arrière-monde africain. Mais je ne peux pas faire miennes cette place donnée au rêve, cette idée que les enfants naissent avec quatre yeux, cette conviction que l'homme est composé d'un corps visible et d'un corps invisible, etc. Toutes ces données qui viennent d'un monde très ancien et qui n'est pas celui de ma culture, je les respecte, je me les explique en partie, je reconnais leur cohérence, mais elles ne déterminent pas ma manière de vivre et de penser. Finalement mon long séjour chez les nganga m'a posé plus de questions d'ordre anthropologique que d'ordre théologique. Au terme de mon itinéraire je me demande jusqu'où l'on peut pénétrer et s'approprier, de manière existentielle et non pas seulement intellectuelle, une culture qui n'est pas la sienne ! […] L'on peut être pleinement adopté par les membres d'une culture donnée et garder la cosmologie de son ascendance et de son enfance. Pour mieux me faire comprendre, j'en reviens à l'image du fleuve en inventant la parabole du nageur et du marcheur. Le nageur, c'est l'Africain né africain, qui descend le fleuve tranquillement à la nage vers la mer. Moi, je suis le marcheur qui longe ce même fleuve, le long de la rive, en avançant à la vitesse de mon frère le nageur, ce qui me permet de le prévenir : « Fais attention ! Devant toi il y

journée des combats de titans dont de longs récits poignants traversent son œuvre. Il se situe résolument dans la perspective réaliste du phénomène de la sorcellerie. Philosophiquement, rien n'interdit une telle posture qui justifie une autre approche thérapeutique.

Schéma thérapeutique 3.

Conçu pour la rationalité spirito-réaliste (domaine de la spirito-logie réaliste)

3) Pathologies relevant de l'existence réelle d'un monde invisible peuplé d'êtres spirituels intentionnés

Qu'on m'excuse de forger ce mot « spiritologie » qui s'impose à celui qui, selon le conseil d'Henri Bergson, part des choses vers les concepts et non des concepts vers les choses. L'idée ici consisterait à développer des intuitions déjà clairement exprimées par Pierre Meinrad Hebga. On sait que ce dernier se réclamait ouvertement de l'école philosophique de Bergson, aussi bien pour les questions de méthode en sciences de l'esprit que pour la conception de la vie et de la relation entre l'esprit et la matière. Hebga fait carrément une profession de foi de réaliste déjà citée au début de ce livre, dans le passage de *Sorcellerie, chimère dangereuse ?* où l'auteur affirme être convaincu que certains individus sont doués d'une force paranormale dont la nature n'est pas encore déterminée, force qui est probablement naturelle, une sorte d'énergie spéciale, mais qui dans certains cas pourrait bien être supraterrestre. Grâce à elle, ils produisent des effets

---

a un tronc d'arbre flottant qui dérive vers toi, prends davantage sur la droite ! » De cette façon nous nous complétons, je lui suis utile et j'ai une raison d'être à ses côtés. (Éric de Rosny, « *L'initiation comme voie d'accès à une culture : relecture anthropologique du parcours d'un missionnaire français au Cameroun* », NUNC, Revue vagabonde 12, février 2007.)

extraordinaires, transitoires ou permanents sur leurs semblables, effets surtout mauvais qui dépassent le niveau de l'illusionnisme ou de la simple hallucination. Je suis naturellement convaincu par son idée selon laquelle le jour où la science parviendra à expliquer en termes physicochimiques ou psychologiques cette force mal définie, elle cessera d'être un pouvoir occulte, du moins dans nombre de ses manifestations ; ce qui contribuerait à confirmer sa réalité[60].

Une conviction si clairement exprimée détermine une orientation de la même clarté par rapport à notre problématique des soins et de la guérison des pathologies paranormales. Hebga :

> Je suis parvenu à la conviction que parfois des maladies organiques, nerveuses, ou psychiques, dont la médecine scientifique peut ou ne peut pas établir le diagnostic, sont sous la mouvance d'un pouvoir spécial et ne peuvent être guéries qu'à l'intérieur de cette sphère également spéciale[61].

Le recours aux soignants de la nuit, aux véritable désorceleurs s'impose ici pour ces crypto-pathologies. A cet égard, l'honnête médecin des hôpitaux doit d'abord être un bon trieur et savoir faire face à l'urgence de son incompétence devant des pathologies qui ne relèvent pas de son art ou de son système thérapeutique. C'est la science médicale ou encore la déontologie professionnelle de la médecine ou éthique médicale bien comprise qui en appelle à la thérapie des maîtres du savoir de la nuit, diversement nommés *Nganga* (Cameroun), *Baba lawo* (Bénin) ou *Borom Ham ham* (Senégal) ; l'éthique médicale en appelle à leur clinique, leur espace, leur temporalité, etc., qui déploient une

---

[60]Hebga, 1979, pp. 287-288. Voir la seconde note de notre pré-texte en début de ce volume.

[61]Hebga, 1979, p. 288. Je souligne. Joignant l'acte à la parole, Hebga crée à Manguen (Cameroun) sur la route Yaoundé-Douala un centre de soins en maladies paranormales où l'on peut voir cinq « salles de combats spirituels » et des salles de malades avec des lits d'hospitalisation.

rationalité thérapeutique autosuffisante. Il en est de même du recours par la prière à Dieu qui soigne par *l'esprit* en dehors de tout recours aux médicaments, comme cela se voit ça et là dans les travaux théoriques et pratiques de Pierre Meinrad Hebga, d'Éric de Rosny ou encore dans les observations de Jeanne Favret-Saada.

On a souvent tenté, mais vraiment à tort, d'opposer Hebga et Éric de Rosny. Pourtant, si ce dernier obéit à sa discipline ethnographique et anthropologique en produisant récits, témoignages, observations auxquelles il a participé, Hebga apporte une expérience de soignant et d'épistémologue ; il met sur pieds, à la Bergson, une démarche philosophique en vue de la connaissance du domaine du paranormal. Mon appréciation est que les deux démarches sont complémentaires. Les faits patiemment observés et consignés dans de nombreux travaux par Éric de Rosny appuient ceux que relève Meinrad Hebga et fournissent des points d'ancrage à la réflexion philosophique. Les réflexions de Meinrad Hebga sur les problématiques de la santé, l'influence des croyances subjectives ou populaires sur la santé individuelle ou collective s'illustrent parfaitement par les faits que décrit l'ethnographie d'Éric de Rosny. Il est clair que les deux n'ont pas la même foi vis-à-vis de ces phénomènes paranormaux, même s'ils ont exactement la même préoccupation pour la santé physique et psychique de l'homme.

Tels sont, pour ne pas conclure, les éléments, bien incomplets ici, d'une problématique qui ne commence qu'à s'ouvrir, concernant les *soins appropriés* aux maladies paranormales. On n'y entreprend pas, *manu militari*, une « répression de la sorcellerie », ni une « lutte contre la sorcellerie » ; on s'interroge sur la possibilité de connaître le monde de l'occulte afin de soulager les victimes réelles, potentielles ou supposées de la sorcellerie, foyer irradiant de maladies paranormales. Mais la connaissance avérée n'est pas une condition nécessaire de ce souci pour le soulagement.

Chacun des schémas thérapeutiques esquissés apporte une solution à un aspect du mal bien défini, mais il pose des problèmes, surtout celui reposant sur le réalisme de la sorcellerie, du moment qu'il fait d'emblée surgir le lexique du visible et de l'invisible, comme celui du dedans et du dehors des confréries sorcières, celles-ci ayant leurs codes et leurs lois qui peuvent varier et diverger selon les cultures et les loges. Dire cela, c'est souligner à grands traits la difficulté de l'entreprise qui est envisagée quand nous prétendons porter la question scientifique des soins et de la thérapie au niveau des maladies paranormales, causées par la sorcellerie. La solution à cette difficulté ne réside-t-elle pas dans le franchissement des barrières que la spécialisation dresse devant ces diverses approches toutes importantes et toute limitées ? Ne gagnerait-on pas à penser à leur complémentarité en instituant des équipes pluridisciplinaires de consultation médicale qui référeraient aussitôt les patients au système thérapeutique ou à la rationalité thérapeutique appropriée au lieu de les laisser errer dans le syncrétisme ou le nomadisme thérapeutique ? Cette *perplexité* est de règle dans la pensée de la santé, de la maladie et de la guérison. Elle s'impose à celui qui se penche rigoureusement sur la question de savoir ce qui guérit quand le patient ou le malade a l'heureux sentiment de sortir d'une pathologie.

Chapitre 2

Qu'est-ce qui guérit ?

Les soins thérapeutiques, s'ils sont appropriés, ont pour perspective la guérison. Celle-ci est par conséquent l'horizon de toute entreprise de diagnostic et de pronostic en santé. « Guérir » étant chaque fois le pronostic optimiste pour lequel s'engagent le patient, le malade et le thérapeute. Pourtant, ces derniers ne se tarabustent que très peu de savoir ce qui, au fond, guérit, quand une entreprise thérapeutique réussit. Cette question est plus complexe, disons plus philosophique qu'elle ne le laisse apparaître. Je prétends qu'elle déborde le cadre de l'entreprise médicale. Elle comporte d'innombrables pistes de réflexions et de recherches dont certaines sont poursuivies dans le présent chapitre.

Ainsi s'impose à ma sagacité un chapitre ou plutôt un arrêt sur une question d'apparence simple déjà formulée : « Qu'est-ce qui guérit ? ». La recherche d'une réponse veut ouvrir des pistes pour la réflexion ou l'investigation et ne peut prétendre répondre à l'ensemble des questions qui y sont soulevées. Il se veut, à cet égard, essentiellement philosophique.

Faut-il rappeler ici la vocation de la philosophie afin de justifier la présence de cette discipline dans ce qui apparaît clairement comme une réflexion sur la santé, la maladie et la guérison ? Cette vocation n'est pas de fournir des réponses finies et arrêtées aux questions que l'homme se pose. Car en entretenant le questionnement, la philosophie élargit le champ de nos pensées et de nos croyances en nous délivrant de la tyrannie de l'habitude, des lieux communs et des stéréotypes[62]. Elle nous apprend à remettre en question et à nous remettre en question là où elle entretient des réflexions critiques approfondies sur notre culture, nos croyances, nos savoirs et nos pratiques. Elle nous apprend aussi à nous étonner méthodiquement à propos de n'importe quel sujet ou n'importe quel objet. Aussi, sans être médecin, ni guérisseur, ni pharmacien, mais faisant simplement office de penseur, je voudrai inviter le lecteur à se pencher avec moi sur la question déjà mentionnée : « Qu'est-ce qui guérit ? ».

A cette question, on répond sans hésitation : « la thérapie ! ». Pourtant, le mot thérapie n'est pas d'acception univoque et renvoie à des pratiques diversifiées et à un pluralisme des systèmes thérapeutiques dont les plus connus sont identifiés : 1) la thérapie hospitalière de la médecine moderne (y compris la psychiatrie, la psychothérapie) et la phytothérapie des herboristes ; 2) la thérapie par l'approche des tradithérapeutes ou *nganga* que certains nomment improprement *sorciers*[63], du moment où ceux-ci opèrent par les rites d'initiation, les cultes, etc., pour des thérapies à distance parfois, sans contact avec le malade[64] ; 3) la

[62] Mais la philosophie est souvent surestimée par ceux qui échappent à la vulgarité qui consiste à la brocarder. Ceux-là s'exposent à une déception s'ils attendent d'elle une réponse évidente et sans équivoque à la question qui ouvre ces trois jours d'étude et qui est aussi, et ce n'est pas un hasard de programme, le thème du troisième et dernier axe de nos investigations.

[63] « Considérons ces deux médecines comme complémentaires plutôt que comme rivales, les malades s'en porteront mieux. En conséquence, il est juste de reconnaître à ces personnages difficiles à cerner un caractère médical, dans la mesure où ils œuvrent pour la guérison de leurs patients. S'ils sont, au contraire, la cause du malheur de leur prochain, appelons-les pour de bon des sorciers et distinguons-les soigneusement des premiers » (de Rosny 1992 : 51).

[64] Exemple du *ntoung ntchiop* (chez les Grassfield de l'ouest du Cameroun) qui est la guérison à distance *in extremis* d'agonisants par l'ouverture à plein ciel ou en plein air d'une cavité souterraine, décrite

certitude religieuse selon laquelle pour les chrétiens par exemple, « Jésus sauve et guérit », d'où la thérapie par la prière, les louanges, les incantations psalmiques accompagnées de l'interdiction formelle de la prise des médicaments par certaines obédiences religieuses.

La question qui préoccupe et qui intrigue, « Qu'est-ce qui guérit ? », s'impose dans les cas où la résistance d'une pathologie embarrassante pour les uns et les autres pousse le malade à recourir alternativement et parfois simultanément à cette trilogie thérapeutique, comme dans une sorte de syncrétisme[65].

C'est cette question qui s'est imposée à tous : philosophes, anthropologues, hommes de science, hommes de Dieu, psychothérapeutes et médecins, désormais incités à s'instruire et à instruire des thérapies d'abord considérées comme marginales et qui impliquent des attitudes et des démarches dont les liens avec l'étiologie et la factualité des pathologies ne sont pas évidents.

Ma démarche consistera dès lors à établir la cohérence de deux idées imposées par l'expérience : la première est le *pluralisme systémique* en matière thérapeutique : elle me détermine à émettre l'hypothèse de l'indéterminabilité

comme objet de malédiction des ancêtres. Mais la prière de guérison peut aussi s'opérer à distance ; elle est demandée par une malade croyante (de Rosny 1992 : 111). Les similitudes seraient intéressantes à étudier.

[65] « Un incessant mouvement de fourmis affolées s'opère entre ces différents lieux de santé. On commence par se présenter à l'hôpital, pour se rendre bientôt chez le nganga, sans négliger les cérémonies d'église, dans l'ordre ou le désordre [...]. Quand la guérison tarde à venir, il est souvent difficile de convaincre les malades et leur famille de patienter avant de s'adresser à un autre type de médecine. La confusion est plus grave encore lorsque les malades absorbent les médicaments achetés dans une pharmacie pendant leur séjour chez le nganga et à son insu, ou inversement s'ils font venir au chevet de leur lit d'hôpital un nganga, parfois un personnage douteux, pour renforcer le traitement prescrit par le médecin » (de Rosny 1992 : 43).

absolue de la bonne santé, de la maladie et de la guérison. La seconde est le *syncrétisme thérapeutique* ; elle oriente ma réflexion vers la problématique du facteur guérissant. Quel est l'ordre des raisons de la cohérence supposée ?

Le pluralisme systémique et l'indéterminabilité absolue de la bonne santé, de la maladie et de la guérison

La question de savoir ce qui guérit peut amener à découvrir un principe actif de la guérison si l'on se trouve dans l'application d'un schéma thérapeutique à une maladie définie. Mais nous ne nous situons pas dans ce cadre classique où la prise en charge par le médecin ou par l'automédication débouche sur la guérison.

En effet, « Qu'est-*ce* qui guérit ? » sous-entend une autre question, celle de savoir *qui* guérit finalement quand le malade en arrive à se référer à plusieurs soignants et à plusieurs lieux de santé en cas de maladie difficile à soigner, comme dans le cas des pathologies paranormales. Quel est le sujet qui intervient comme agent ou facteur dans l'acte de guérir ? On peut répondre que c'est soit le médecin auquel le malade recourt spontanément en cas de malaise, soit le tradithérapeute ou *nganga* qui peut être un recours pour une maladie qui résiste à la cure hospitalière conventionnelle, soit enfin Dieu, invoqué par la prière comme dernier recours[66]. Nous avons là le décor planté par les trois systèmes thérapeutiques[67] plus ou moins concurrents[68] auxquels toutes

---

[66] « C'est un fait d'expérience, reproduit à des milliers d'exemplaires, que parfois une maladie rebelle à la cure médicale la plus sophistiquée semble céder à la cure spirituelle. Des médecins et professeurs de médecine de ma connaissance, recourent volontiers à cette bouée de sauvetage, ou la recommandent à leurs patients, en Afrique, en Europe et en Amérique du Nord. » (Hebga 1995 : 110-111).

[67] « Peut-on parler à propos des prophètes guérisseurs d'une troisième médecine aux côtés des nganga et du système hospitalier ? Il leur manque

les autres approches peuvent être ramenées. Point n'est besoin ici d'aller aux détails des procédés thérapeutiques dans chacun de ces systèmes. On retrouve ces procédés dans les livres qui leur sont consacrés. Leurs références peuvent comprendre l'infinité des livres écrits sur les sciences médicales conventionnelles, les écrits d'anthropologues sur les pharmacopées, les rites de guérison, les parcours initiatiques à finalité thérapeutique, les Ecritures saintes dans leurs récits miraculeux, leurs multiples références au pouvoir de la foi sur les maladies, les esprits, les démons et même sur la mort.

« Qu'est-ce qui guérit ? » peut en second lieu se comprendre comme une interrogation sur ce qui *est guéri* après le succès d'une entreprise thérapeutique. C'est la

---

l'essentiel apprentissage de l'organisme humain, auquel s'appliquent pendant des années aussi bien les étudiants des Facultés que les futurs *nganga.* » (De Rosny 1992 : 40). Cette réponse peut étonner si l'on parle de système thérapeutique et non de système médical car la guérison par la prière ne commence pas par l'anatomie et la physiologie. Il faut donc distinguer système thérapeutique et système médical. Les services de santé des Eglises chrétiennes produisent la guérison par les médicaments et autres interventions en chirurgie, maternité, etc. C'est la guérison du système médical conventionnel. Mais il existe la guérison, ou la prétention à la guérison par la prière uniquement qui va aussi loin dans certaines confessions et sectes qu'interdire la prise des médicaments et autres transfusions sanguines. Il n'y a pas de doute que nous avons là affaire à un autre système thérapeutique qui n'est pas médical. La raison ? « Pour le christianisme, la guérison n'est pas l'objectif final, une fin en soi ; c'est une religion du salut » (de Rosny 1992 : 41). Cette attitude rappelle l'argument paresseux des stoïciens : pourquoi se soigner si l'on doit finir par mourir ?

[68] On peut ramener la diversité et la variété des approches thérapeutiques des maladies résistantes et des pathologies paranormales à trois systèmes concurrents : la médecine conventionnelle, la tradithérapie du *nganga* et la prière thérapeutique qui repose sur la foi en Dieu, tout-puissant et agissant. Chacun de ces systèmes fonctionne et soigne comme s'il était le seul au monde. Ce qui laisse à première vue une impression de concurrence entre les systèmes thérapeutiques.

question de *ce qui* subit l'action de guérir. Autrement dit, quand la maladie cesse, qu'est-ce qui rentre en ordre ? Ou alors, qu'est-ce qui rentre en ordre pour faire cesser la maladie ? Est-ce un organe, un sujet global, une relation, un système de relations et de rapports ? Que doit-on entreprendre de soigner pour enrayer le déséquilibre engendré par une maladie ? Il me semble que des recherches approfondies devraient cibler ces interrogations.

Mais cette seconde orientation de notre questionnement pose plus de problèmes qu'elle n'esquisse de solutions. A quoi bon, dirait-on, chercher ce qui guérit dans un sens ou dans l'autre ? Contentons-nous de la guérison ! Justement, une telle attitude ne peut être soutenue parce que rien ne garantit la scientificité, la répétitivité d'une démarche thérapeutique si l'on fait fi de ses tenants et aboutissants, et si l'on exclut la possibilité de la codifier et de la transmettre par l'enseignement ou l'initiation. Aussi faut-il s'efforcer de poursuivre ce questionnement.

Le sujet, l'organe ou la fonction qui subit l'action de guérir sort de la maladie. Ce dernier mot renvoie à une autre série de questions qu'il serait intéressant d'entretenir : qu'est-ce qu'on guérit ? De quoi guérit-on ? De quoi faut-il guérir ou être guéri ? C'est bien entendu de la maladie qu'on guérit. Mais qu'est-ce que la maladie ? Comment cerner et clarifier le couple antithétique bonne santé/maladie ?

Disons que la maladie c'est l'idée qu'on se fait de la bonne santé, ou la bonne santé elle-même, à laquelle s'ajoute ou se greffe quelque chose de nocif. Supprimer le supplément nocif à la santé, séparer ce qui était ordre de ce qui devient ou engendre le désordre, c'est engager un processus thérapeutique, enrayer ou enlever le mal dont la bonne santé ou l'idée qu'on s'en fait n'a pas besoin : c'est soigner et guérir.

La question « qu'est-ce que la maladie ? » en implique une autre sans laquelle on ne peut pas bien comprendre les réponses possibles à cette question. On peut ainsi la formuler : qu'est-ce que l'être qui se dit ou qui est dit malade ? Si l'on ne s'en tient qu'à l'homme pour déterminer l'être, le sujet de la maladie, c'est la question de la structuration ontologique humaine ou du composé humain qu'il faudra aborder. Là encore, on n'échappera pas au pluralisme systémique. La question de savoir ce qu'est la maladie, comme celle de savoir ce qu'est la guérison qui rétablit la bonne santé, suppose nécessairement celle de savoir ce qu'est l'homme, la personne humaine, sujet des maladies, du point de vue des instances qui le structurent.

L'homme, nous dit-on, est un compromis psycho-somatique, faisant ainsi référence à sa nature matérielle et spirituelle. La distinction de l'esprit et de la matière, de l'âme et du corps est un héritage de la philosophie antique. A travers cette distinction, les Grecs, pour ce qui est de leur moment, ont pu fournir une conception de l'homme, renouvelée avec Descartes, inventeur du « corps machine ». Cette conception, certainement la plus répandue aujourd'hui, est l'un des présupposés de la médecine occidentale conventionnelle. L'homme serait composé de deux principes différents de nature et néanmoins réunis : le principe matériel et le principe immatériel. Les problèmes posés par les mécanismes de la rencontre et de la coexistence plus ou moins harmonieuse des deux principes différents ne sont pas encore réglés à l'intérieur de ce système de pensée. Là, la maladie s'attaque aux principales instances séparément ou aux organes du corps fragmenté. La psychologie enseigne que l'esprit n'est pas un continuum, qu'il a des instances et qu'il y a même des conflits. Le médecin ou le psychiatre peut alors soigner et guérir le corps et même une infime partie du corps ou de l'esprit en l'isolant des autres. On n'a qu'à voir les innombrables spécialisations en médecine. On guérit aussi l'individu isolé des lieux et des liens sociaux où coule son existence.

Il y a d'autres systèmes, parallèles ou concurrents, dont celui par lequel se rationalisent et s'expliquent la sorcellerie et le désensorcellement, l'envoûtement, la possession, et d'autres actions à distance. A la lumière de ce système se négocie différemment la guérison des maladies dites « paranormales », simplement parce qu'elles ne se soumettent pas à la grille d'interprétation dualiste et extrinséciste du composé humain. C'est le système du dédoublement de la personne humaine, où le double n'est pas une partie d'un tout, mais le tout de l'homme lui-même existant dans une autre dimension du réel que la dimension qu'on pourrait dire « phénoménale » s'il fallait emprunter une terminologie kantienne. On a donc ici affaire, comme le montre Éric de Rosny, à une théorie du « double corps » ou, selon une formulation plus explicite, de « l'homme tout entier visible et l'homme tout entier invisible »[69]. Il y a bien dualité comme dans le système précédent mais celle-ci ne se situe pas entre un élément psychique et un élément matériel.

Cette lecture obéit au schéma pluraliste du sujet humain qui a inspiré Pierre Meinrad Hebga dans la systématisation du *triadisme* corps-souffle-ombre[70], comme autant d'instances où la personne tout entière est susceptible d'être appréhendée. Ici, toute espèce de désaccord entre les diverses instances traduit une maladie, une perte de l'unité de soi. Le retour à la santé c'est le réajustement ou l'articulation en un « tout » des instances désaccordées ou injustement séparées. La guérison n'est donc pas envisageable si l'on isole l'individu des *lieux* et des *liens* sociaux où coule son existence. C'est une approche globale ou holiste, systémique ou complexe, au sens donné à la « complexité » par Edgar Morin ; elle assume

---

[69] De Rosny 1992 : 92.
[70] Hebga 1998.

toutes les dimensions de l'existence du sujet en déséquilibre[71], son présent et son passé, ses projets et ses projections de soi, son individualité et son insertion sociale. Faute de mieux, faut-il reprendre l'expression fourre-tout de « médecine globale » inventée par Éric de Rosny pour décrire ces traitements « cosmo-socio-psycho-thérapeutiques de jour et de nuit » [72] ?

Il faut le souligner : l'approche systémique de la thérapie ne se limite pas aux pathologies paranormales. Les rapports à prendre en compte ne sont pas seulement ceux que nous évoquons en référence à l'œuvre du Père Hebga ou aux constatations du Père Éric de Rosny. De façon plus générale, ces rapports sont aussi ceux qui organisent les cellules familiales et tout groupe pouvant se soumettre à l'approche structuraliste.

Gregory Bateson [73] a mis au point une théorie de la « thérapie familiale » fondée sur l'explication de la relation. Expliquer ne s'identifie pas à la quête d'une quelconque essence, c'est repérer le système de relations dans lequel vient s'enchâsser l'objet de l'explication. Le présupposé théorique en œuvre ici est que le donné ontologique fondamental, c'est le système. Cet outil méthodologique a permis à Bateson de revisiter la question de la schizophrénie et par extension, les troubles de santé au sein des familles. Il

---

[71] Résumant les consignes d'un *nganga* (Ngea) à une malade qu'il vient de « délivrer », Eric de Rosny écrit : « Cet abrégé d'un long discours donne une idée de cette thérapeutique dont la principale vertu curative est sans doute la prise en charge globale de la personne dans toutes ses dimensions, organiques, phantasmatiques, sociales, sans que l'on puisse, le plus souvent distinguer les frontières de ces domaines. » (de Rosny 1992 : 95-96).

[72] De Rosny 1992 : 31.

[73] Bateson, 1977. Anthropologue américain dont je connais quelques aspects de la pensée grâce aux réflexions inédites de M. Jacob Nyoyo. Il en est ainsi du passage sur la double contrainte chez l'enfant mal aimé.

rejette l'approche substantialiste de la psychanalyse freudienne qui attribue les troubles à une cause repérable. Pour lui, toute « maladie », même si elle ne concerne qu'un seul membre du corps familial, trouve son ultime explication dans la nature du système qui organise les rapports au sein de l'unité familiale. En tant qu'anthropologue, il a étudié le comportement des enfants de Bali, en Indonésie. La schizophrénie dont souffrent les enfants balinais découle du type de relations instituées par les mamans. La mère balinaise n'aime pas son enfant. Le déficit d'amour se traduit par un comportement que le bébé interprète comme tel et tend à s'ajuster en prenant ses distances à l'égard de sa mère. Cette interprétation, explique Bateson, s'identifie à un « commentaire » que le bébé fait sur le texte du comportement de sa maman. A son tour, la maman, s'apercevant que le bébé a bien compris son refus d'amour, nie le « commentaire » du bébé en lui montrant des signes d'affection. Et quand le bébé se réajuste par l'amorce d'un comportement de proximité, la mère à nouveau le repousse, pour la raison déjà mentionnée. L'enfant balinais se trouve ainsi pris dans les tenailles de ce que Bateson appelle la « double contrainte ». A chaque fois, il est puni : puni par le retrait de sa mère, puni quand il interprète bien ce comportement de retrait. L'enfant se trouve ainsi écartelé entre des exigences contradictoires. C'est ce climat familial qui, plus tard prédispose l'enfant à la schizophrénie.

Bateson passe de l'anthropologie à la communication[74]. Les perturbations en termes de maladie observées dans les

[74] Bateson est également l'un des précurseurs de la théorie moderne de la communication. C'est sur la base de ses recherches en matière de communication qu'a été élaborée la PNL (Programmation neurolinguistique) Le postulat de base est que « la carte n'est pas le territoire qu'elle représente » et chacun a sa carte de la réalité. Bateson définit le schizophrène comme précisément celui qui confond la carte et la réalité. L'exemple simple qu'il donne est celui du schizophrène qui, dans

familles découlent directement de la nature de la communication en vigueur dans l'unité familiale. Le psychothérapeute, dans une approche essentialiste, cherchera à soigner l'élément perturbé en l'isolant du contexte familial. Loin de la famille, le malade retrouve son équilibre et quand on estime qu'il est bien guéri, il est ramené au sein de la famille. Les mêmes causes produisant les mêmes effets, il rechute dans le déséquilibre de la maladie. Ce qu'il faut soigner, ce n'est pas l'individu, c'est tout le système familial générateur de trouble. A l'inverse, la famille doit souvent son équilibre au membre malade. Elle a paradoxalement besoin du « déséquilibré » pour être elle-même en « bonne santé ». Qu'est-ce qui guérit alors ici ? Il faut identifier le facteur de guérison pour l'armer chaque fois que c'est nécessaire. Compte tenu de tout ce qui précède, il serait intéressant d'affronter la question de savoir comment envisager une thérapie de groupe structuré par les liens familiaux.

Quoi qu'il en soit, la première conclusion qui se dégage de toutes ces idées est qu'en dehors des pathologies classiques qui tombent facilement sous le schéma *diagnostic-pronostic-prise en charge* de l'un ou l'autre système thérapeutique, les pathologies résistantes, les maladies dites paranormales et certaines psychopathologies nous imposent des déterminations ou des définitions circonspectes, prudentes et forcément limitées par le *facteur culturel*, les *systèmes de pensée* et les *théories anthropologiques* de la santé[75], de la maladie[76] et de

---

un restaurant demande à tous les clients de vider les lieux sous prétexte qu'il n' y a plus de repas pour eux, lui ayant déjà tout mangé, juste parce qu'il vient d'avaler la carte de menu.

[75] « *Un malade n'est malade qu'en fonction d'une certaine idée de la santé* » (Georges Morel), repris par de Rosny 1992 : 38.

[76] « Si la « malchance » dans la vie n'est pas du ressort de l'hôpital, elle sera prise en charge comme une maladie et dûment soignée au village ou au quartier où l'on cherchera ses causes et ses remèdes. En revanche, une transe provoquée par les ancêtres n'est pas une maladie chez les *nganga*, mais un cas de possession ; à l'hôpital, par contre, on y reconnaîtra sans

la guérison[77]. *L'erreur absolue ici, au plan théorique comme au plan pratique, consisterait à minimiser l'importance de la relativité, de la variation.*

L'incertitude théorique, le tâtonnement thérapeutique et l'acharnement médical sans succès se traduisent par une réelle incrédulité des sujets souffrant de pathologies vaseuses. Il se trouve que cette catégorie de mal chagrine une proportion considérable de l'humanité aujourd'hui. La simple difficulté à définir un mal et à le classer dans des catégories préétablies pousse à la remise en question des compétences du médecin des hôpitaux – cela parfois par lui-même - et tourne l'intense espoir de se débarrasser du mal vers le tradithérapeute, le *nganga*, qui sera, le cas échéant, bientôt remis en question à son tour pour un ultime recours à Dieu dans les prières de guérison[78]. Cette façon de rechercher la guérison en embrassant trois systèmes thérapeutiques consécutivement, alternativement ou simultanément donne à la question de savoir ce qui guérit toute sa gravité et son accent pathétique. Elle accule irrésistiblement le malade au syncrétisme thérapeutique.

---

doute un cas d'hystérie, ce qui est bel et bien une maladie » (de Rosny 1992 : 51).

[77] « Qu'est-ce que guérir pour un enfant de la ville ? pour une jeune femme célibataire qui se sépare de sa famille ? pour un cadre qui a passé une partie de sa vie d'étudiant en Europe ? » (de Rosny 1992 : 20).

- « Par guérison, il faut entendre le retour à la santé au large sens traditionnel du mot, c'est-à-dire à la concorde sociale autant qu'à la forme physique, au bien être sous le regard de Dieu. Guérir c'est retrouver l'harmonie perdue, et, dans un premier temps, soigner la peur et l'angoisse » (de Rosny 1992 : 129-130).

[78] « Ce scénario m'est bien connu. Il suit une logique qui a ses variantes à partir de trois données : la médecine des hôpitaux, la médecine traditionnelle, les rites chrétiens. En cas de trouble grave, il est rare que ces trois hypothèses ne soient pas menées à bout jusqu'à ce que la guérison s'ensuive [...]. Trois recours auxquels on peut s'adresser successivement, dans n'importe quel sens ou en même temps » (de Rosny 1992 : 68. Cf. aussi 102-103, 115).

Le syncrétisme thérapeutique et la problématique du facteur guérissant

En situation de syncrétisme thérapeutique, la question « qu'est-ce qui guérit ? » devient aussi : « finalement *qui* guérit ? », s'il faut personnaliser l'agent guérisseur. Autrement dit, « qui » constitue le facteur de la guérison pour le malade qui ressort guéri du syncrétisme thérapeutique ? Ce facteur est-il forcement unique ou peut-il être combiné et multiple ? Le pluralisme thérapeutique – enfant du « pluralisme médical » (plusieurs produits pharmaceutiques prescrits pour le même mal) – exclut-il par essence le syncrétisme ? Telle est la question de fait qui laisse quand même toute sa place à la question de droit, celle de savoir si le pluralisme thérapeutique *devrait* forcément exclure le syncrétisme. La question mérite qu'on s'y penche particulièrement dans les réflexions, les discussions et les recherches futures.

D'abord, ce qui justifie le syncrétisme thérapeutique et lui donne une relative valeur d'un point de vue strictement humain, c'est l'ardent désir de la santé, la volonté de guérir et l'attachement à la vie, qui coïncident chez le malade ou ses soignants avec une perte de foi dans les solutions régionales, parcellaires et exclusives. Le syncrétisme traduit une manifestation de la volonté de vivre et du refus obstiné de la mort, réelle ou symbolique, devant l'implacable menace que constitue un mal résistant aux thérapies particulières.

L'option syncrétiste ne révèle donc pas seulement l'incrédulité, l'incertitude et la peur, mais aussi le goût pour la vie et les limites de notre raison technicienne. Ces limites de la raison sont contrebalancées par la perspicacité – ou la ruse - de l'intelligence humaine, calculatrice, qui veut éviter l'ennui final et l'issue fatale que peut causer un choix radical et exclusif du procédé thérapeutique. Il n'existe d'ailleurs pas d'autre vocation de l'intelligence humaine, quand elle est déterminée par *l'instinct*, si l'on comprend bien *L'Evolution créatrice* d'Henri Bergson [79], dont l'une des principales leçons est la *créativité pratique* de l'*homo faber*. Il s'agit donc de faire feu de tous les bois, d'épuiser ses cartes, de se jeter à l'eau et d'emprunter toutes les pistes thérapeutiques disponibles en se disant que la possibilité de la guérison est forcément au bout de l'une d'entre elles.

C'est un calcul intelligent, pascalien d'apparence, qui a pourtant le défaut de minimiser les conséquences potentiellement graves d'une telle démarche. Pascal qui s'adressait aux libertins conseillait de parier pour l'existence de Dieu et de croire. Au bout du compte, s'il s'avérait que Dieu existe, on gagnait tout ; mais s'il s'avérait qu'il n'existe pas, on ne perdait rien. Le pari pascalien ne valait pas pour Pascal lui-même qui avait la foi en Dieu. On peut sans difficulté montrer en quoi c'est un sophisme, qui envisage le « salut » paradoxal de ceux qui n'ont pas la foi. Au fond, le pari de Pascal prétend que l'homme peut tromper Dieu, ruser avec lui, au point de forcer la porte du royaume des élus et de jouir du salut sans le mériter.

Il y a quelque chose de ce pari dans le syncrétisme thérapeutique qu'on n'embrasse qu'à bout de souffle et en désespoir de cause, quand on ne sait véritablement plus « à quel saint se vouer ». C'est donc un pis-aller pour le malade qui ne croit plus en rien et décide, comme pour se tranquilliser, de croire en tout. Et il prend alors tous les

---

[79] En effet, « L'instinct *est donc la connaissance innée d'une chose* »; connaissance qui s'oppose à une autre, purement formelle et intellectuelle, car, prise à part, *l'intelligence*, sous sa forme achevée qu'on retrouve chez l'homme est caractérisée par une incompréhension naturelle de la vie. Eu égard au fait qu'au contraire, « *c'est sur la forme même de la vie [...] qu'est moulé l'instinct* », c'est à l'intérieur même de cette vie donc, que celui-ci nous conduirait. Mais pour nous y conduire, il devrait se désintéresser des nécessités vitales en se déterminant en *intuition.* (Bergson 1907 : 151, 166 etc.).

risques, chimiques et spirituels. On dirait que l'intelligence y veut surtout ménager des nerfs dont l'intraitable maladie se joue. L'énergie vitale n'invite-t-elle pas en ce moment-là *l'intuition* à prendre les choses en mains par une révolte contre la raison et les raisons ? Cette question s'adresse particulièrement à la dimension philosophique et plus précisément *mystique* qui est en chacun de nous.

Quoi qu'on en dise, le syncrétisme thérapeutique se justifie comme un besoin de sécurisation maximale de soi face à une destinée désormais pleine d'incertitude et d'aléas. Telle est d'ailleurs la fonction de toute religion si l'on s'en tient à ce que Bergson en dit dans *Les deux sources de la morale et de la religion*[80]. La question qui m'importe au-delà des controverses théoriques et pratiques relatives au syncrétisme est celle de savoir si le malade s'en porte mieux. Le malade y trouve-t-il la sérénité, même en payant d'un peu de lucidité ? Y retrouve-t-il la confiance dans la perspective de sa guérison ou d'une heureuse issue à sa maladie ?

Cette question est clairement difficile. Comme réponse, je forme l'hypothèse de la complémentarité des trois systèmes thérapeutiques que l'on gagnerait à normaliser pour réduire les inconvénients réels et potentiels engendrés par leurs rivalités.

Normaliser le syncrétisme thérapeutique : complémentarité contre rivalité

Il faudrait alors suivre la logique des faits vécus et penser à un *syncrétisme normalisé* et codifié afin que ceux des malades qui s'en trouveraient en accord avec eux-mêmes ne soient plus considérés et ne se considèrent plus eux-mêmes

---

[80] « *La religion est une réaction défensive de la nature contre la représentation, par l'intelligence, de l'inévitabilité de la mort* » (Bergson 1932 : 137).

comme des clandestins ou des hors-la-loi. Ils seraient en outre soulagés du lourd sentiment de culpabilité lié à l'impression de trahir ou d'être infidèles à l'un des trois systèmes thérapeutiques. Cela conduit à l'idée d'une *clinique syncrétique* ou d'une prise en charge trithérapeutique où le *nganga* tradithérapeute, le médecin « scientifique », le prêtre ou le pasteur consulteraient concomitamment le même malade par une savante exploitation de la contribution de chaque système thérapeutique.

Qu'on ne me dise pas en pleine utopie ! Ce serait ignorer au moins deux choses : 1) la place de l'utopie dans l'idéologie et les révolutions scientifiques, techniques ou sociales ; 2) les diverses passerelles, les ponts déjà jetés et les rapprochements actuels entre les trois systèmes thérapeutiques. On voit des médecins commencer une intervention chirurgicale par une séance de prière adressée, pour les chrétiens, à Jésus Christ, « le seul soignant ». Ce qui contribue au moins à les mettre en confiance en leur donnant plus d'assurance dans le sentiment sécurisant de savoir qu'ils sont en compagnie de Dieu le Tout-puissant, impliqué dans l'intervention thérapeutique par sa simple invocation et « tenant lui-même le bistouri ». Soit dit au passage, rien n'empêche de penser que la même attitude peut viser à donner au médecin (peu sûr de son geste) la conscience tranquille quand le solde de l'entreprise thérapeutique est fatal pour le malade.

Du côté des *nganga*, « pour ne signaler que les traits les plus caractéristiques des nouveaux *nganga*, ceux-ci n'hésitent pas à se dire sincèrement chrétiens »[81]. Péremptoire, l'un d'eux déclare : « Jésus a sa place dans notre traitement »[82]. *Quid* des prêtres, des pasteurs et des catéchistes ? Sont-ils plus radicaux et plus dédaigneux des autres systèmes

---

[81] De Rosny 1992 : 53.

[82] Déclaration de Ngéa, De Rosny 1992 : 58.

thérapeutiques en demeurant dans cette attitude hégémonique de première heure qui aurait d'abord marqué chaque système ? On sait quand même que certains ne se privent pas de recourir aux tradithérapeutes[83], même si c'est en prenant la précaution de prévenir les fidèles qu'ils doivent se conformer à ce que disent les « bergers » plutôt qu'à ce qu'ils font. Ne demeurent-ils pas des humains pour autant qu'ils soient « bergers » ? D'autres enfin sont devenus officiellement ministres de culte chrétiens et *nganga* ; ils alternent, le cas échéant, les deux systèmes pour la guérison de leurs patients, mêlant rituels thérapeutiques ancestraux et prières chrétiennes. La recherche thérapeutique actuelle pourrait aussi s'interroger sur les promesses contenues dans ces rapprochements non dissimulés.

Pourtant il faut y prendre garde ! Procéder à la normalisation du syncrétisme thérapeutique, n'est-ce pas ériger une contingence en norme ? N'est-ce pas aussi s'éloigner davantage de la perspective de savoir ce qui guérit ? N'est-ce pas enfin se débarrasser de cette difficulté théorique que constitue la question de savoir ce qui guérit ? En réalité, que le syncrétisme thérapeutique soit normalisé ou non, cela n'évacue pas en soi la question de savoir ce qui guérit, ni l'intérêt déjà souligné pour cette question.

[83] « Un catéchiste de Kribi, petit coin de la Côte, m'a raconté que son curé, le père Jean-Marie Carret, venait lui apporter la communion à l'hôpital chaque matin, lors d'une grave maladie. Les remèdes européens ne lui faisant pas d'effet, le catéchiste fit venir clandestinement, au risque d'être privé du sacrement, un nganga qui le guérit grâce à ses herbes et ses écorces. Un matin, son curé le trouve assis dans son lit et s'écrie : « c'est un miracle ! ». Le catéchiste n'osa pas en disconvenir » (de Rosny 1992 : 13).

Ce qui guérit ?

Partons du constat suivant lequel certaines guérisons ne mettent ni le malade ni le traitant à l'aise devant l'exigence d'indiquer ou de reproduire la démarche thérapeutique. Une malade, acculée au syncrétisme pendant de longues années finit par trouver ce qu'elle considère comme la guérison. Éric de Rosny lui pose la question qui s'impose : « Selon vous, Pauline, qui vous a donné le traitement qui a réussi ? Ngéa (le *nganga*) ou le gynécologue ? A ma grande confusion, poursuit-il, elle répond spontanément : "Mais, mon Père, voyons, c'est Dieu !" »[84]. On aurait pu lui demander ce qu'elle entendait par « Dieu » ! Mais le contexte ne poussait pas à cette question, le prêtre se trouvant forcément ravi d'une telle réponse spontanée. Mais Pauline n'est pas philosophe, elle se réfère au Dieu qu'elle priait dans son syncrétisme, le Dieu d'Abraham, d'Isaac et de Jacob, personne agissante et non le dieu-raison de quelques philosophes, simple principe explicatif. Ce Dieu-là n'est-il pas absolument bon aussi bien pour le *nganga*, le gynécologue que pour les prêtres et les pasteurs ?

Comment échapper dès lors aux interrogations sur la maladie dans le monde voulu par un Dieu bon, tout-puissant, aimant, amour et objet d'amour ? Une certaine conception de Dieu permet de penser qu'il n'ignore pas la raison des maux qui minent l'homme, qu'il peut, par son simple vouloir devenu Verbe, les enrayer aussi. Mais Dieu peut-il être à l'origine de la maladie comme de la guérison ? Rousseau propose une réponse affirmative, ici paraphrasée : toute puissance vient de Dieu mais toute maladie en vient aussi, est-ce à dire qu'il soit défendu d'appeler le médecin ?

Si c'est Dieu qui guérit et non les médicaments, demandons-nous pourquoi Dieu laisse tant souffrir le

[84] De Rosny 1992 : 103.

malade ? Délibère-t-il ? Marchande-t-il la guérison pendant que la maladie ronge le malade ? La mort sans souffrance n'est-elle pas préférable à une agonie douloureuse ? Si la maladie, l'épreuve ou la souffrance en général est un message sur le modèle de la passion du Christ par exemple, on peut se poser au moins deux questions : 1) est-ce le meilleur mode de communication de Dieu avec sa créature ? 2) la guérison ou le sentiment de guérison signifie-t-il que l'ancien malade a désormais « compris » le message de Dieu ? Que penser alors des cas de ceux qui tombent malade et, sans prier, guérissent sous l'effet des médicaments ?

Si c'est par contre Dieu qui guérit par les médicaments, on peut toujours se demander si ceux-ci sont plus puissants que Dieu alors qu'il a le pouvoir de guérir sans médicaments, par la simple parole. Serait-il dès lors inutile de le prier et de s'en remettre uniquement aux médicaments ?

Pour sortir de ces questions vertigineuses, je me demande si le malade croyant en Dieu n'engage pas stratégiquement Dieu là où se trouvent son irrésistible volonté de guérir et plus précisément sa foi dans la guérison, son refus de la mort prévue par la vie et par Dieu. Peut-on dire en dernier ressort que c'est cette volonté devenue foi qui guérit ?[85]

Mais qu'entendons-nous par « foi » ? Il ne s'agit pas seulement des références religieuses d'une personne ou d'un ensemble de personnes. C'est *la confiance* que l'on a en quelqu'un ou quelque chose. Ainsi défini, le mot revêt un sens séculier, pré-religieux, *déterminant des religions de l'histoire*, si bien que les trois systèmes thérapeutiques définis plus hauts n'en sont que des modalités d'application.

[85] Plusieurs fois, Jésus Christ répond à ceux qui le remercient de ses miracles thérapeutiques : « Vas, ta foi t'a guéri ». Si l'on ne croit pas aux vertus de la chimie thérapeutique, on ne prend pas de médicament ; de même si l'on ne croit pas aux vertus des cycles initiatiques, on ne s'y soumet pas.

C'est une disposition de l'esprit humain appliquée et entretenue par les religions. Ce n'est donc pas la religion qui donne l'être à la foi, c'est la foi qui donne l'être et sens à la religion.

La foi, entendue au sens où nous venons de définir ce terme, ne serait-elle pas l'élément primordial et le facteur limitant de toute guérison, y compris dans le placebo dont on parle si souvent de « l'effet » en termes psycho-physio-thérapeutiques ? On peut alors affirmer que toutes les entreprises thérapeutiques ont leur fondement dans *la croyance*[86].

Mais quel rôle joue exactement la croyance dans « la foi qui sauve » ? Peu convaincante ici me paraît la « foi » au sens d'une adhésion consciente ou calculée. N'oublie-t-on pas trop souvent la part de la *force vitale* en nous, en toute inconscience de cause ?

C'est encore une question ouverte sur laquelle les chercheurs et autres penseurs de notre temps pourraient se pencher avec rigueur, armés de méthodes appropriées. L'invention méthodologique apparaît dès lors comme la tâche épistémologique essentielle quand des faits nouveaux ou problématiques se présentent à la connaissance humaine.

Cette exigence d'invention méthodologique est esquissée dans le troisième chapitre de ce livre à propos de la connaissabilité de la sorcellerie, foyer irradiant, réel ou supposé, des pathologies paranormales.

---

[86] On ne peut définir la croyance au sens où nous l'entendons ici en disant que le terme « *est pris au sens le plus large : les références religieuses d'une personne ou d'un ensemble de personnes* » (de Rosny 1992 : 204). Il s'agit d'une croyance séculière qu'on pourrait dire antéreligieuse et appliquée dans les religions du monde.

Chapitre 3

La sorcellerie au miroir de la science. Problématique de la méthode comme élément d'épistémologie

Une préoccupation scientifique ?

Investi dans une réflexion portant sur ce qu'il est convenable d'appeler les prolégomènes d'une science de la sorcellerie et, par extension, d'une épistémologie du paranormal, le présent chapitre se fonde sur le postulat de la naturalité du phénomène de la sorcellerie pour en supposer la factualité et la « positivité ». Ce qui amène à conclure à la thèse de la « connaissabilité » de la sorcellerie dont je souligne à la fois la pertinence et les bienfaits pour les personnes qui pâtissent constamment, partout au monde, des effets néfastes de cette réalité et de ses pratiques.

L'idée affichée, celle d'approcher scientifiquement la sorcellerie, a de quoi surprendre plus d'un lecteur. Pourtant de nos jours, la sorcellerie s'invite de plus en plus dans les séminaires à l'université, les colloques et les publications, comme le montre en partie la bibliographie annexée à la présente réflexion. Mais ce regain d'intérêt pour la sorcellerie ne garantit pas encore son élucidation. La question qui est au centre de mon actuelle préoccupation et qui pourrait peut-être ouvrir un débat épistémologique est celle de la connaissabilité de la sorcellerie : comment approcher la sorcellerie comme objet d'étude scientifique ou philosophique en partant du présupposé de l'objectivité de cette approche ? L'enjeu d'une telle connaissance est évident : c'est la *démystification* qui dépouillera la sorcellerie de son « pouvoir occulte » et sauvera incontestablement des vies humaines, car il n'y a pas que le peuple dont parle Jésus qui « périt faute de connaissance ».

Dans un important passage déjà cité au début de ce livre[87], Meinrad Pierre Hebga, indique les raisons et la pertinence de ce programme de recherches scientifiques en partant de l'idée qu'il faut prendre au sérieux la sorcellerie qui est, plus à tort qu'à raison, considérée par certains comme une chimère.

La connaissabilité : l'idée de réel comme levier

Face à la question de la possibilité de connaître scientifiquement la sorcellerie, deux hypothèses se livrent bataille dans nos esprits : l'hypothèse de l'inconnaissabilité ne veut rien entendre de celle de la connaissabilité. Comment faire la part des choses ? D'abord, l'hypothèse de l'inconnaissabilité de la sorcellerie par la raison humaine ne tient pas debout, si on admet que *le phénomène de la sorcellerie est réel.* Car si la sorcellerie est réelle, elle est naturelle et non surnaturelle. La philosophie hégélienne, selon certains traducteurs, se prête à l'idée selon laquelle tout ce qui est réel est rationnel. Suivant cette idée, aucun fait ne doit se dérober à la nécessité de l'enquête philosophique,

---

[87] Oui, je suis convaincu que certains individus sont doués d'une force paranormale dont la nature n'a pas encore été déterminée, force qui est probablement naturelle, une sorte d'énergie spéciale, mais qui dans certains cas pourrait bien être supraterrestre. Grâce à elle, ils produisent des effets extraordinaires, transitoires ou permanents sur leurs semblables, effets surtout mauvais qui dépassent le niveau de l'illusionnisme ou de la simple hallucination [...]. Si la science parvient un jour à expliquer en termes physicochimiques ou psychologiques cette force mal définie dont nous parlons, elle cessera d'être un pouvoir occulte, du moins dans nombre de ses manifestations, mais sa réalité, loin d'être démentie, en sera plutôt confirmée (Hebga, Meinrad Pierre, *Sorcellerie. Chimère dangereuse ?*, Abidjan, éd. INADES, 1979, pp. 287-288.)

scientifique, épistémologique ou plus largement à l'entreprise gnoséologique. D'un autre côté, l'hypothèse de l'irréalité qui entraîne *a priori* celle de l'inconnaissabilité de la sorcellerie ne tient pas non plus devant les faits, les *effets* de la sorcellerie ou les témoignages lucides de ceux qui s'estiment victimes de la sorcellerie, à quoi s'ajoute la réalité des décès et des disparitions inexpliqués. On voit, dès lors, l'importance d'aller au-delà des affirmations contradictoires sur son existence ou sa non existence pour se donner les moyens scientifiques de savoir le type précis de réalité dont relève la sorcellerie : est-ce un fait, un phénomène ou un simple discours fondé sur des représentations plus ou moins déterminées de notre imagination ?

On peut débattre longuement sur cette détermination importante en remontant à plusieurs théories philosophiques, psychologiques ou anthropologiques, aussi convaincantes les unes que les autres. Quoi qu'il en soit, nul ne niera qu'on observe et qu'on constate les *effets* de la sorcellerie ou du moins celles de la croyance à la sorcellerie, qui ne peuvent pas être des effets sans cause. On peut certes distinguer les effets de la sorcellerie des effets de la croyance à la sorcellerie. L'évidence est que ces deux formules ne renvoient pas à la même chose. Il y a entre elles la même distance qu'entre la chose et la représentation, le réel et l'imaginaire. Dans les deux cas, je m'en tiendrai dans cette réflexion à la même résultante : *les effets*.

Une discussion peut porter sur la démarcation entre *l'effet* et le *fait*. Mais il ne faut pas aller trop loin dans les distinctions ici, car à la question de savoir si un effet n'est pas un fait, on voit bien que le fait l'emporte sur l'effet, du moment que tout effet peut être traité comme un fait. Dans *Les règles de la méthode sociologique*, Emile Durkheim veut fonder la méthode d'une nouvelle science, la sociologie, en lui assurant une certaine scientificité ; il édicte des règles relatives à l'observation des « faits sociaux » : « La première règle et la plus fondamentale est de *considérer les faits sociaux comme des choses* »[88]. Je dirais, pour le paraphraser, qu'il faut considérer les effets de la sorcellerie comme des faits de sorcellerie ; des faits indispensables à la définition de l'objet d'une connaissance scientifique. Il restera alors à établir que ces effets ont réellement pour cause la sorcellerie *stricto sensu,* afin de trancher en ce terrain glissant l'épineuse question de la factualité des faits.

Je suppose donc, comme le faisait déjà le mathématicien et philosophe Laplace, que le monde est régi par un gigantesque mécanisme laissant penser à la détermination des causes de tout ce qui s'y meut par un esprit qui serait suffisamment renseigné. La sorcellerie, phénomène naturel, souscrirait donc à un crypto-mécanisme ou à une crypto-causalité. Elle peut être décryptée. Car le « non-encore-expliqué » n'est pas l'inexplicable ; c'est précisément *le provisoirement inexpliqué*. Notre *raison*, dont Blaise Pascal a su dire, à juste titre, qu'il y aurait deux excès : « exclure la raison, n'admettre que la raison », est une fonction de l'esprit qui a toujours un caractère spatiotemporel *là où elle se concrétise en rationalité*. La rationalité, plurielle par essence, étant toujours, là où l'esprit humain l'établit, une application de la raison. C'est du moins l'enseignement principal qui se dégage des actes du colloque de 2002 sur « La rencontre des rationalités », tenu à Porto-Novo du 19 au 21 septembre[89].

[88] Emile Durkheim, *Les règles de la méthode sociologique*, Paris, PUF, 22e édition, 1986, p. 15. Souligné par Durkheim. Cette formule énigmatique appelait des explications auxquelles Durkheim s'est plié dans la préface à la deuxième édition de son livre : « Nous ne disons pas, en effet, que les faits sociaux sont des choses matérielles, mais sont des choses au même titre que les choses matérielles, quoique d'une autre manière [...]. Traiter les faits d'un certain ordre comme des choses, ce n'est donc pas les classer dans telle ou telle catégorie du réel ; c'est observer vis-à-vis d'eux une certaine attitude mentale » (pp. XII-XIII).

[89] Hountondji Paulin J. (dir.), *La rationalité une ou plurielle*, Dakar, Codesria, 2007.

Que veut dès lors dire le mot « irrationnnel » ? Je propose qu'on le considère comme le mot savant pour désigner ce qui ne nous paraît pas encore comme « expliqué » et qui, dans certaines discussions, étale simplement l'étendue de l'ignorance. En fait, le rationnel ronge progressivement l'irrationnel et l'usage de ce mot revêt une forte charge émotionnelle qui confine le vocable dans une sémantique purement relativiste. Ramener l'irrationnel provisoire et non saisi au saisissable est la vocation de la dynamique illimitée de la connaissance et du savoir.

Il y a là, je l'avoue, un pragmatisme de méthode à ne pas confondre avec une méthode pragmatique. Je considère cette distinction plus loin.

Je propose pour être plus clair de procéder par une analogie.

Pour un esprit ignorant des progrès scientifiques et techniques, le téléphone portable, l'avion et d'autres prouesses technoscientifiques sont de la sorcellerie, ou du moins, de la magie « blanche ». On peut en dire autant de la télépathie, « phénomène bizarre » ; mais selon l'avertissement du philosophe Henri Bergson,

> Un point est en tout cas incontestable, c'est que, si la télépathie est réelle, elle est naturelle, et que, le jour où nous en connaîtrions les conditions, il ne nous serait pas plus nécessaire, pour *obtenir* un effet *télépathique*, d'attendre *une hallucination vraie*, que nous n'avons besoin aujourd'hui, *quand nous voulons* voir l'étincelle électrique, d'attendre *que le ciel veuille bien nous en donner* le spectacle *pendant* une scène d'orage.[90]

Notre connaissance actuelle de la sorcellerie est donc comparable à celle de l'ignorant des mécanismes d'un téléphone sans fil ou d'un phénomène télépathique. Nous

---

[90] Bergson Henri, *Mélanges*, Paris, PUF, 1972, textes rassemblés et annotés par André Robinet, p. 1005.

vivons réellement les *effets* et les manifestations de ces phénomènes en ignorant les causes profondes qui les déterminent. Mais une chose est sûre, tous les humains n'en sont pas là : quelqu'un quelque part en a l'art, au sens technique de ce terme ; il voit ou sait comment cela fonctionne, exactement pourquoi telle pathologie ou phénomène se manifeste de telle façon et non d'une autre façon ; quelqu'un quelque part peut même l'aggraver ou l'atténuer. Celui-là, c'est le « sorcier », virtuose d'un certain art, détenteur d'une certaine « science », mais une « science » dite « occulte », cachée, qui relève de la problématique de l'initiation, avec ses contraintes et ses conditions.

Aussi, la plus grande difficulté pour celui qui s'engage dans cette entreprise de connaissance de la sorcellerie est celle de l'expérience de la factualité, de l'expérimentation qui exige la répétition des processus à observer, mais aussi des moyens naturels pour « construire » un objet de science dans le monde occulte ou du moins ésotérique. Si le trésor de la science et des savoirs médicaux et thérapeutiques [91] des Egyptiens de l'Antiquité ne s'est pas perpétué sur le continent africain, c'est malheureusement parce que la forme et la pratique de ces savoirs, scientifiques et techniques pour quelques-uns, furent et demeurèrent souvent ésotériques. Comment, dès lors, comprendre le mystère des cercles initiatiques et démystifier leurs lois et autres mécanismes sans se soumettre au rite d'initiation et participer ou collaborer ? L'initiation n'a-t-elle pas ses conditions et ses secrets qui en font *ipso facto* un chemin de non-retour [92] ?

---

[91] Se reporter à l'article de Marc Bruno Mayi, « Les thérapies africaines d'origine précoloniale : origines, spécificités et évolution », paru dans *La dialectique de la raison et de la foi. Hommage à Meinrad Pierre Hebga*, coll/, sld Fabien Eboussi Boulaga, Yaoundé, éditions terroirs, 2007, pp. 149-190.

[92] « Lié par le secret de la secte, aucun sorcier ne pourrait se permettre de violer impunément ce secret, même au prix de tortures inhumaines, de

L'idée est que l'univers de la sorcellerie, comme celui de la technoscience de pointe, à son « dedans » et son « dehors ». Peut-on du dehors saisir totalement, et peut-être en faisant simplement de l'espionnage (guerre froide contre l'occultisme et l'ésotérisme), ce qui se passe « dedans » ? C'est là tout le problème de l'initiation que pose l'expérience d'un certain Éric de Rosny qui a dû se soumettre aux rites d'initiation chez les mystiques douala du Cameroun, appelés par lui-même « maîtres de la nuit », comme le relate son texte, *Les yeux de ma chèvre [...]* ou encore *La nuit les yeux ouverts*.

Mais la démarche qui admet en anthropologie, en sociologie ou en psychologie sociale le principe de l'observation participante n'est pas celle du philosophe ou de l'épistémologue qui part des faits, s'en tient aux faits, aux raisonnements qu'ils autorisent et conclut sur la base des faits. Toutes les sciences, y compris celles dites « humaines » se soucient de l'objectivité, mais l'objectivité n'a pas la même exigence ni la même rigueur partout. Elle admet aussi des degrés.

Tout cela pose à la pensée humaine des problèmes ardus, dont le principal est celui de la méthode à suivre dans l'étude et la démystification qui s'imposent, aujourd'hui encore plus qu'hier, du phénomène de la sorcellerie. Celui-ci est, comme cela est déjà mentionné, un phénomène qui relève du réel. Les penseurs de notre temps et surtout de l'espace culturel qui est celui de l'Afrique ne peuvent plus être indifférents à un tel phénomène qui constitue çà et là tantôt un problème de santé publique, tantôt une énigme et un casse-tête pour les

---

faveurs ou de richesses : la moindre indiscrétion de sa part quant aux manœuvres occultes de la secte lui vaut irrévocablement la peine de mort décrétée par ses pairs » (J. Malonga, « La sorcellerie et l'ordre du Lemba chez les Lari », cité par M. Sinda, *Le messianisme congolais et ses incidences politiques*, Paris, Payot, 1972, p. 372.

institutions judiciaires[93] et autres entreprises de connaissance. La libération de l'homme qui est le vœu de toutes les disciplines intellectuelles ne saurait réellement s'opérer sans la libération de son esprit. Aussi la conquête du savoir sur la sorcellerie se veut un impératif de notre science. Elle exige une épistémologie nouvelle, inventive, dont on trouve les jalons chez quelques auteurs, aussi audacieux et libres les uns que les autres.

Je voudrais porter l'attention sur la manière dont deux philosophes particulièrement profonds et subtils, ont préparé le terrain de cette problématique de la méthode en recherche sur les phénomènes « paranormaux », relevant de *l'esprit* et non pas seulement du *physique* et du *psychique*. Ils ont esquissé et proposé des pistes et des démarches pour « éviter l'erreur », comme dirait Descartes, dans le processus heuristique. Un aspect de cette erreur pouvant consister à affirmer péremptoirement et aussi naïvement que la sorcellerie existe ou qu'elle n'existe pas[94], posant de façon dirimante ce qu'il s'agit de démontrer, opposant un dogmatisme de l'affirmation à un dogmatisme de la négation. Le « paranormal », soit dit en passant, est comme l'irrationnel ; il est provisoire par définition, en raison de ce que connaissance progressive le ramène dans le « normal ». Les deux penseurs dont nous célébrons les travaux dans ce domaine sont Henri Bergson et Pierre Meinrad Hebga. Si Bergson est plus ou moins connu, Hebga est par contre très

---

[93] Rosny Éric de (dir), *Justice et sorcellerie,* colloque international de Yaoundé (17-19 mars 2005), Cahiers de l'Ucac n° 8-10, 2003-2005, Presses de l'UCAC/Karthala, 2005.

[94] « Dire qu'elle n'existe pas, c'est nier tout simplement et avec une certaine naïveté l'existence de la perversité dans ce monde. Pour employer une image, la sorcellerie maléfique est comme le vêtement qui habille cette perversité fondamentale. Enlevez-le et la perversité demeure. Tuez les sorciers et le mal réapparaît » (Éric de Rosny, « L'univers de la sorcellerie », dans *Justice et sorcellerie,* colloque international e Yaoundé, 17-19 mars 2005, Yaoundé, PUCAC, 2005, pp. 28-29).

ignoré et même méconnu, pour des raisons évidentes : le premier étant du Nord et l'autre du Sud. Mais qu'importe si l'œuvre de Hebga nous permet de montrer comment la sorcellerie pose à l'homme de nos jours un problème scientifique.

A trois ans jour pour jour de sa disparition en 2008, Hebga, invité à un colloque qui se voulait l'un des premiers en terre africaine à aborder sous l'égide d'une institution universitaire la question de la sorcellerie, déclara :

> Depuis plus de 30 ans, je mène de front, d'une part la recherche scientifique et théologique sur la sorcellerie et la thérapie spirituelle, et d'autre part la pratique de la diaconie des malades dans le cadre de l'Eglise chrétienne. Je ne crois pas à une pratique purement empirique qui ne reposerait pas sur une réflexion théorique[95].

Il existe donc chez Hebga un ordre des raisons entre les recherches fondamentales et l'application des résultats des recherches. Aussi était-il philosophe, théologien, anthropologue, psychothérapeute, exorciste, soignant, guérisseur, etc. Il peut être intéressant de mener une étude sur la logique de telles fonctions chez le même acteur. Attentif aux exigences méthodologiques de chaque discipline, Hebga fait parfaitement la part des choses. Il ne confond pas réflexion philosophique ou théologique, révélation religieuse, initiation ésotérique, observation participante ; il distingue parfaitement les genres littéraires dans leurs rapports avec le réel, respecte, dans sa démarche, la spécificité de chaque discipline et pense avec un esprit enrichi de tous leurs apports. Il s'écrie alors :

[95] Meinrad Pierre Hebga, « Approche et pratique pastorale », dans Éric de Rosny (dir), *Justice et sorcellerie*, colloque international de Yaoundé (17-19 mars 2005), Cahiers de l'Ucac n° 8-10, 2003-2005, Presses de l'UCAC/Karthala, 2005, p. 325.

> Je recours à toutes les ressources à ma disposition, ou comme l'on dit, je procède à une approche pluridisciplinaire. [...][96].

Ce souci pour la méthode a échappé aux critiques qui n'ont trouvé chez Hebga que sophismes et confusions disciplinaires[97] ; elle s'illustre bien quand il aborde la sorcellerie en exigeant la spécialisation et l'approche par objectif selon diverses compétences. « La sorcellerie, telle qu'elle se pratique chez nous en Afrique, est un magma de pratiques locales et d'importations diverses venues d'Europe et surtout d'Asie. Il faut la comprendre avec fermeté et persévérance, mais chacun de nous doit rester dans le domaine de sa compétence. Nous demandons que la justice frappe les criminels, mais il n'appartient pas à tous d'exercer cette justice. Beaucoup de gens (au Cameroun et en Afrique en général) vivent dans l'anxiété et même l'angoisse parce qu'ils se croient la cible des sorciers ou des adeptes de tel ordre ésotérique. Ces derniers ne sont pas à craindre mais à maîtriser »[98]. Ce qui est dit de la sorcellerie vaut, par inférence logique, pour tout le domaine du paranormal.

L'objet de la sorcellerie : le paranormal

Je suppose réglée la question de l'existence ou non de la sorcellerie par la prééminence de l'effet sur le fait. La sorcellerie est désormais le produit de l'activité du sorcier, homme qui jette des sorts :

> La sorcellerie est, par définition maléfique. Celui qui *jette des sorts* est un malfaiteur. Dans nos langues africaines, les termes et concepts rendus en français par « sorcellerie », renvoient en fait, à une force préternaturelle neutre, susceptible d'être orientée par l'initiation, vers la bienfaisance (divination,

---

[96] *Idem*, pp. 326-327.

[97] Voir Ebénézer Njoh Mouelle et Emile Kenmogne, *Philosophes du Cameroun*, Yaoundé, PUY, 2006, quatrième partie.

[98] *Idem*, p. 328.

> médecine traditionnelle, habileté manuelle, etc.), ou au contraire vers la nuisance (envoûtement, toute altération ou destruction de la santé ou de la vie par des moyens occultes)[99].

Mais le mot « sorcier », même dans ce passage de Hebga, demeure équivoque, puisqu'il se comprend en deux sens opposés : malfaiteur et guérisseur. Éric de Rosny y projette un éclairage terminologique décisif :

> Tout mon livre témoigne, au nom d'une ascèse commune, de la puissance d'introspection de ces *nganga* africains qu'on appelle improprement des sorciers, alors que, étant des guérisseurs, ils en sont les ennemis jurés[100].

Le sorcier sera donc le malfaiteur occulte et le *nganga* celui qui le combat et répare le mal qu'il sème. Une bonne question à poser serait celle de savoir si les deux ne se battent pas sur le même terrain des initiés. Le *nganga* peut être un sujet naturellement doué des pouvoirs qu'il possède, mais il peut aussi être un transfuge qui trouve une faille dans la discipline de la secte pour se retourner contre les ex-coreligionnaires. Il passe dès lors du « dedans » au « dehors ». La sorcellerie est-elle toujours pour celui-là de l'irrationnel et du paranormal ? La réponse qui convient est une négative. Mais que l'on s'entende une fois de plus sur le sens à donner au mot paranormal. Hebga y classe les mémoires prodigieuses, la xénoglossie (capacité de parler ou de comprendre des langues non apprises), les apparitions des mourants, les ectoplasmes (projections fantomatiques à partir de corps vivants), la multilocation d'un individu, la lévitation etc…Mais également tout ce qui a trait à la sorcellerie et à la magie. Bref, c'est le domaine de l'occulte[101].

---

[99] *Idem*, p. 325.

[100] Rosny Éric de, *Les yeux de ma chèvre…*, Paris, Plon, 1996, quatrième de couverture. Je souligne.

[101] Hebga Pierre Meinrad, *La rationalité d'un discours africain sur les phénomènes paranormaux*, Paris, L'Harmattan, 1998, pp. 3-4.

Le domaine de l'occulte comprend l'action à distance, la zoanthropie (transformation d'hommes en animaux)[102], la psychotronique[103], mais aussi les pathologies considérées dans cette réflexion comme des maladies extraordinaires, qui se situent en marge du « normal » ; des maladies paranormales telles que les manifestations de la sorcellerie, les envoûtements, les possessions, le vampirisme ou cannibalisme mystique etc. dont les patients souffrent inconstablement, mais dont l'étiologie médicale (cause organique, anatomique, physiologique ou physique) n'est pas établie. Ces maladies semblent mystérieuses au médecin positiviste (à ne pas confondre avec rationaliste) qui n'imagine pas que des forces invisibles peuvent agir sur notre monde visible.

Cela étant dit, la question qui n'est pas souvent posée est celle de savoir comment et pourquoi un beau jour un homme se découvre ou s'érige en « sorcier » et se décide à jeter les sorts et à semer discrètement le mal autour de lui. Nous voyons bien la complexité de cette question philosophique qui relève de la métaphysique et des controverses sur le mal dans un monde créé ou devenu.

Sous le thème de « l'inné et l'acquis en sorcellerie », nous avons examiné, dans le premier chapitre, la question de l'origine de la sorcellerie dans le monde. L'idée qui s'en est dégagée est qu'elle relève aussi bien de la nature que de la culture. Aussi faut-il se garder de réduire les phénomènes de sorcellerie et les maladies paranormales à leur simple dimension discursive ou symbolique. Il y a, selon

---

[102] La thèse de doctorat de 3e cycle de Meinrad Hebga, soutenue à l'université de Rennes en 1968 porte sur « Le concept de métamorphose d'hommes en animaux chez les Basaa, Duala, Ewondo, Bantu du sud Cameroun ».

[103] Science qui étudie les facultés extraordinaires de l'homme, et des phénomènes en lesquels l'énergie est dégagée par le processus de la pensée, ou par la pulsion de la volonté humaine.

l'enseignement de l'expérience, quelque chose qui invite au réalisme et surtout à un pragmatisme de méthode pour celui qui se donne l'ambition d'une approche scientifique de tels phénomènes.

Le pragmatisme de méthode

Dans l'*Anthropologie structurale,* Claude Lévi-Strauss conclut une démonstration en ces termes :

> Il n'y a donc pas de raison pour mettre en doute l'efficacité de certaines pratiques magiques. Mais on voit en même temps que l'efficacité de la magie implique la croyance en la magie[104].

On pourrait en dire de même de la sorcellerie et de toutes les pathologies paranormales. Mais ce jugement est trop souvent démenti par les faits ou plutôt par les effets de la magie et de la sorcellerie. L'enfant de trois ans qui parle subitement d'une voix de vieillard ou qui présente tous les symptômes d'une névrose d'angoisse ou un blocage soudain de la psychomotricité croit-il à la magie ? Certains cas exigent plus qu'une ultra-spécialisation en une discipline et par exemple en pédopsychiatrie. Ils appellent un multi-éclairage qui se veut pluridisciplinaire. C'est donc en homme averti que Hebga recourt à toutes les ressources à sa disposition, et procède à une approche transdisciplinaire. Et comment ?

> Ecoute du patient, tests divers par la parole et l'imposition des mains, interrogation de la sagesse traditionnelle, essai d'un diagnostic psychopathologique, éclairage biblique et théologique, et parfois – très rarement – essai d'un pronostic scientifique ; c'est-à-dire que je, dit-il, tente de déterminer les développements probables de l'affection morbide en calculant

---

[104] Lévi-Strauss Claude, *Anthropologie structurale,* Paris, Plon, 1958, p. 184.

> l'espérance mathématique de tel ou tel symptôme caractéristique. […] Cela n'a rien à voir avec la divination.[105]

Les philosophes et les scientifiques de toutes spécialités confondues devraient unir leurs compétences en hypothèses, en observations et en théories explicatives pour suivre, entendre et comprendre les sorciers et autres initiés dans le détail de leurs « sciences » et discuter avec eux (si possible) et entre eux (forcément) des procédés, des acquis, des déficits et des hypothèses théoriques. Il s'agira donc d'une démarche en collaboration, car un seul esprit, une seule discipline ne viendra pas à bout des phénomènes d'une aussi grande complexité. A mes yeux, le travail de Hebga n'a pas une autre ambition que de valoir et d'être reconnu comme effort de contribution dans cette voie.

Je souligne que Hebga, philosophe et prêtre exorciste, chercheur solitaire à l'instar de Cheikh Anta Diop, Kierkegaard, Nietzsche ou Bergson, est un personnage privilégié vers lequel convergent au quotidien des dizaines de ces récits poignants qui traduisent les effets de la sorcellerie. Il constate très rapidement qu'à tort ou à raison, les plaintes contre la sorcellerie, la magie, l'occultisme sont très répandues ; mais aussi que ces plaintes s'accompagnent de manifestations objectives chez des millions d'hommes en Afrique ou ailleurs, et notamment l'angoisse, le désespoir, la maladie et parfois la mort. Aussi décide-t-il de soumettre cette dramatique situation à la réflexion philosophique. L'entreprise n'est guère facile, comme le souligne Hebga lui-même en précisant sa méthode :

> L'effort qui est tenté […] s'inscrit donc dans une très longue tradition philosophique. Sans être un scientifique, j'essaie de penser le monde du paranormal à la lumière des données de la

---

[105] Meinrad Pierre Hebga, « Approche et pratique pastorale », dans Éric de Rosny (dir), *Justice et sorcellerie*, colloque international de Yaoundé (17-19 mars 2005), Cahiers de l'Ucac n° 8-10, 2003-2005, Presses de l'UCAC/Karthala, 2005, pp. 326-327.

science moderne qui me sont accessibles. Ce faisant, je n'ignore pas que je cours le danger d'indisposer philosophes et scientifiques, qui auront beau jeu de dénoncer réduction, juxtaposition ou mélange hybride[106].

A l'extrême précaution méthodologique, Hebga prescrit d'allier l'approche pluridisciplinaire :

> Mon excuse est qu'en toute conscience je crois que la présente démarche s'impose à celui qui tente de comprendre les phénomènes paranormaux, de saisir et d'exposer la rationalité du discours que les Africains tiennent à leur endroit. Pour voir un peu clair dans ce domaine spécial, que même la société cartésienne et technologique ne semble pas avoir complètement dépassé, il faut braquer sur lui tous les éclairages disponibles, ceux de la science et ceux de la métaphysique[107].

Cette application du dialogue de la science et de la métaphysique se réclame explicitement de la démarche bergsonienne. Hebga : « Précisons davantage : je procède un peu à la manière de Bergson »[108]. La méthode se déploie selon deux orientations : elle entend d'abord faire la critique des interprétations scientifiques des phénomènes paranormaux proposés par les différentes disciplines, afin de tester la validité de ces interprétations. Mais ensuite, (et ceci est une ruse de la méthode chez Hebga) sans viser à établir l'objectivité des faits allégués par beaucoup d'Africains et de non Africains (zoanthropie, cannibalisme mystique, lévitation, bilocation, etc.), elle s'efforce de poser sur les discours les concernant, la grille de lecture d'un autre schéma, dit « triadique », du composé humain. Cet effort veut aider à vérifier la rationalité des discours africains ; le but visé par la rationalisation étant la démystification des phénomènes « paranormaux », objet des discours en question.

---

[106] Hebga Pierre Meinrad, *La rationalité d'un discours africain sur les phénomènes paranormaux*, Paris, L'Harmattan, 1998, pp. 18-19.
[107] *Ibid.*
[108] *Idem*, p. 20.

Il va sans dire que la réussite d'une telle entreprise ouvrirait la piste d'une prise en charge thérapeutique, et contribuerait à réduire considérablement la charge ésotérique des savoirs occultes.

> Ce n'est point le caractère merveilleux des phénomènes paranormaux qui m'intéresse, mais le désir de connaître rationnellement, et aussi de contribuer, si peu que ce soit, à réduire l'angoisse [...] de millions [...] de congénères qui s'en déclarent victimes[109].

Le souci méthodologique, l'ouverture d'esprit, étant de règle pour de telles études, il est conseillé d'insister sur les spécificités disciplinaires.

> Il va de soi pour un philosophe que cette libération s'obtient bien plus par la réflexion personnelle que par l'initiation ésotérique ou par un cartésianisme hautain, qui relègue un problème poignant dans le débarras commode et confus de l'irrationnel. Il faut oser tout examiner. Tout est digne de notre investigation[110].

Cette profession de foi pour la force de l'esprit humain s'attribuant une méthode qui ne recule devant aucun problème et qui veut instaurer un dialogue constructif, un langage sensé entre la science et la métaphysique ou la philosophie, révèle chez Hebga exactement le même besoin de rénovation théorique qui détermina Bergson à avancer le terme de « métaphysique positive » pour désigner cette méthode et l'ensemble de sa philosophie. Bergson écrivit :

> La science et la métaphysique se rejoignent dans l'intuition. Une philosophie véritablement intuitive réaliserait l'union tant désirée de la métaphysique et de la science. En même temps qu'elle constituerait la métaphysique en science positive, - je veux dire progressive et indéfiniment perfectible, - elle amènerait les sciences positives proprement dites à prendre conscience de leur portée véritable [...]. Elle mettrait plus de

---

[109] *Idem*, pp. 20-21.
[110] *Ibidem.*

> science dans la métaphysique et plus de métaphysique dans la science[111].

En écrivant ce passage en 1903, Bergson a l'ambition de mettre définitivement fin à une ancienne manière de philosopher où la métaphysique n'est rien, ni plus ni moins qu'une pure spéculation dogmatique sans point d'appui expérimental.

> La philosophie ne sera plus alors une construction, œuvre systématique d'un penseur unique. Elle comportera, elle appellera sans cesse des additions, des corrections, des retouches. Elle progressera comme la science positive. Elle se fera, elle aussi, en collaboration[112].

Connaissant la rigueur démonstrative, la réussite et le progrès rectiligne des sciences telles que la mathématique et la physique, Kant s'en était inspiré pour tenter la première réforme de la métaphysique, sous l'hypothèse que celle-ci pût jouir du même succès que la science. Aussi exposa-t-il des *Prolégomènes à toute métaphysique future qui voudra se présenter comme une science*. On retrouve ce souci pour une philosophie comme science chez Descartes[113], Hegel[114],

---

[111] Bergson Henri, *La Pensée et le mouvant* (1934), Paris, PUF, 92e éd., 1985, p. 216.

[112] Bergson Henri, *L'Energie spirituelle* (1919), Paris, PUF, 162e éd., 1985, p. 4.

[113] Plusieurs passages du *Discours de la méthode* montrent que l'exigence de la philosophie comme science est ressentie dès les travaux de Descartes : « Je me plaisais surtout aux mathématiques, à cause de la certitude et de l'évidence de leurs raisons… » (1e partie) ; « …sitôt que j'ai eu acquis quelques notions générales touchant la physique […], elles m'ont fait voir qu'il est possible de parvenir à des connaissances qui soient fort utiles à la vie, et qu'au lieu de cette philosophie spéculative, qu'on enseigne dans les écoles, on en peut trouver une pratique, par laquelle […] nous rendre comme maîtres et possesseurs de la Nature » (6e partie).

[114] Selon Hegel, la philosophie est une science ; elle ne dit pas ce qui doit être, mais ce qui est : ce n'est qu'à la tombée du crépuscule que « l'oiseau de Minerve prend son vol ».

Marx[115], Husserl[116]. C'est en effet un trait dominant de la philosophie moderne qui ne peut pas ne pas tenir compte du fait qu'elle a en face d'elle la science, comme un miroir qui nous permet de nous voir, de saisir notre réalité, nos forces et nos limites. Aussi, la science veut-elle investir tous les domaines du connaissable.

Pour Bergson, inspirateur de Hebga, la métaphysique qui offrira les caractères d'une science incontestée commencera par « se mouler sur le contour des faits précis » ; elle sera susceptible d'un progrès rectiligne et indéfini[117]. Telle est la conviction qui l'habite le 2 mai 1901 quand il présente à la Société française de philosophie ses réflexions sur *Le parallélisme psychophysique et la métaphysique positive*[118]. Plus tard, dans une lettre du 15 février 1905 à William James, Bergson souhaite que les convergences relevées entre ses propres vues et celles de son correspondant « aboutissent à la constitution d'une métaphysique positive, c'est-à-dire susceptible de progrès indéfini, au lieu d'être tout entière à prendre ou à laisser, comme les anciens systèmes »[119]. La philosophie ainsi conçue est susceptible de la même précision et du même progrès que la science positive. Elle progressera sans cesse comme la science en ajoutant les uns aux autres les résultats une fois acquis.

> Nul philosophe n'est maintenant obligé de construire toute la philosophie. Voilà le langage que nous tenons au philosophe.

---

[115] Dans une approche critique de l'histoire de la philosophie, Marx regrette, dans sa 11e thèse sur Feuerbach, que les philosophes n'ont fait qu'interpréter le monde de différentes manières alors qu'il s'agit de le transformer.

[116] *La philosophie comme science rigoureuse*, Paris, PUF, éd. 1989.

[117] Bergson Henri, *Mélanges*, Textes rassemblés et annotés par André Robinet, Paris, PUF, 1972, p. 464.

[118] *Idem*, pp. 463-502.

[119] *Idem*, p. 652, souligné par Bergson.

> Telle est la méthode que nous lui proposons. Elle exige qu'il soit toujours prêt, quel que soit son âge, à se refaire étudiant[120].

La démarche métaphysique positive, le réalisme méthodologique ou encore le pragmatisme de méthode s'opère donc à un double niveau : d'abord au niveau du rapport phénoménologique du philosophe au réel et à l'expérience qui est la seule source de connaissance[121], et qui, de ce fait doit être auscultée et suivie dans toutes ses sinuosités ; ensuite au niveau du rapport épistémologique qui doit lier les philosophes et les chercheurs interdisciplinaires entre eux dans l'exigence d'une confrontation des vues adoptées et des résultats obtenus.

Cette méthode charrie un nouvel esprit philosophique parce que le philosophe y est obligé, devant chaque nouvel objet, de produire un effort absolument nouveau pour tailler un concept sur mesure convenant à cet objet unique. Ce qui ne va pas sans difficultés, car « il faut procéder pour cela à un renversement du travail habituel de l'intelligence. Penser consiste ordinairement à aller des concepts aux choses, non pas des choses aux concepts »[122].

Si le pragmatisme de méthode exige que le philosophe aille des choses aux concepts, c'est dans l'exacte mesure où Bergson estime, (mais n'était-il pas trop optimiste sur ce point ?), que par cette voie seulement, la philosophie échapperait à la multiplicité des systèmes qui s'opposent entre eux, armés de concepts vides et tous spéculatifs.

Dès lors, à propos des sujets ou des problèmes philosophiques complexes, il ne faut pas chercher, d'un acte unique, une vérité toute faite. La vérité cherchée ne se

---

[120] Bergson Henri, *La Pensée et le mouvant*, *op. cit.*, pp. 72-73.
[121] Bergson Henri, *Les Deux sources de la morale et de la religion* (1932), Paris, PUF, 218e éd., 1984: « *Il n'y a pas d'autre source de connaissance que l'expérience* », p. 263.
[122] Bergson Henri, *La Pensée et le mouvant*, *op. cit.*, p. 198

trouvera parfois que dans une patiente accumulation des faits, des témoignages, des *probabilités* selon des pistes de recherche diverses que Bergson appelle « *les lignes de faits* »[123].

Dès lors, ce que j'appelle « pragmatisme de méthode » correspond bien à la méthode de la *Society for psychical research* de Londres devant laquelle Bergson put détailler, en 1913, l'esprit de la méthode de ces recherches particulières, à propos de l'intérêt de cette société pour la télépathie :

> Quand je repasse dans ma mémoire les résultats de l'admirable enquête poursuivie *continuellement* par vous pendant plus de trente ans, quand je pense *à toutes les* précautions que vous avez prises pour éviter l'erreur, quand je vois comment, dans la plupart des cas que vous avez retenus, le récit de l'hallucination avait été fait à une ou plusieurs personnes, souvent même noté par écrit, avant que l'hallucination eût été reconnue véridique, quand je tiens compte du nombre énorme de faits et surtout de leur ressemblance entre eux, de leur air de famille, de la concordance de tant de témoignages indépendants les uns des autres, tous *examinés*, contrôlés, soumis à la critique, - je suis porté à croire à la télépathie de même que je crois, par exemple, à la défaite de l'invincible Armada. Ce n'est pas la certitude mathématique que me donne la démonstration du théorème de Pythagore ; ce n'est pas la certitude physique *où je suis de la vérité de la loi de la chute des corps* ; c'est du moins toute la certitude qu'on obtient en matière historique ou judiciaire[124].

Rien qu'une pierre d'attente…

Au total, la question épistémologique était celle de la connaissabilité de la sorcellerie ; c'est-à-dire au fond, l'idée

---

[123] Bergson Henri, « Le parallélisme psychophysique et la métaphysique positive », dans *Mélanges*, Paris, PUF, 1972, textes rassemblés et annotés par André Robinet, pp. 463-502.

[124] Bergson Henri, « Fantômes de vivants », dans *Mélanges*, *op. cit.*, pp. 1005-1006. Souligné par Bergson.

d'en faire un objet de science. Il est clair que dans certains cas, le discours sur la sorcellerie se réduit à une croyance. L'impact négatif de cette croyance sur le développement individuel et collectif ou sur la sérénité de ses victimes est incontestable. Il est conséquent et de l'intérêt de tous de vouloir réduire cet impact et même de supprimer la croyance. Mais pour le faire, suffit-il de déclarer péremptoirement que la sorcellerie n'existe pas ? Déclaration qui est loin d'être un « jugement de connaissance », mais une croyance qui s'oppose à une autre croyance. Esquivant la ruineuse et indécidable question de l'existence ou non (toujours *a priori*) de la sorcellerie, j'ai montré que les *effets* de la soi-disant sorcellerie ou de la croyance à la sorcellerie doivent être traités comme des *faits*, pour constituer les bases d'une science de la sorcellerie en tant que phénomène naturel. L'histoire de la connaissance humaine montre des domaines entiers du savoir actuellement établis sur les ruines des déclarations anciennes d'inconnaissabilité. Ce qui se vérifie parfaitement pour certaines sciences humaines comme pour l'astronomie et la cosmologie[125]. D'ailleurs, avant qu'une expérience scientifique n'établisse l'existence réelle de l'atome, il a fallu attendre environ vingt-cinq siècles après la formulation de son hypothèse par la philosophie matérialiste grecque de l'Antiquité. Pourtant on était conscient de ses effets, comme on voit aujourd'hui les effets de la « matière noire » en astrophysique et en physique des particules tout en ignorant la nature de cette chose qui constitue 95% de ce dont l'univers est fait. Commençons donc par prendre au sérieux

---

[125] Prenons ici deux exemples pour illustrer : Aristote qui divisait dans sa physique millénaire le monde en sublunaire et supralunaire tenait pour sûr qu'il n'y avait rien à chercher au-delà de la lune. Plus près de nous, Auguste Comte s'est appliqué à démontrer qu'une connaissance de l'esprit en termes de « psychologie » était impossible. L'histoire actuelle de la connaissance humaine aussi bien en cosmologie qu'en développement des sciences humaines montre que les deux se sont trompés.

l'idée d'emblée étrange de la *spiritologie* qui comprendra la sorcellerie comme science et objet de connaissance ; puis, trouvons lui une signification disciplinaire positive. Elle me paraît corroborer celle d'« égyptologie scientifique » que Hebga utilise dans une exhortation dans le champ sémantique de la recherche en sorcellerie[126]. Je soutiens en conséquence l'idée de valoriser les savoirs locaux d'Afrique dans la voie tracée par l'égyptologie scientifique de Cheikh Anta Diop. En s'appuyant sur les acquis méthodologiques, scientifiques et technologiques de la science occidentale moderne, cette orientation procèdera à un aggiornamento des valeurs épistémologiques du terroir africain.

Au demeurant, il y aurait beaucoup à redire sur notre entreprise, mais il faudra commencer par circonscrire en vue des développements qui s'imposent de nos jours, les acquis de cette tentative en ce qui concerne l'effort de *construction* de la sorcellerie comme objet de science.

---

[126] « Une égyptologie scientifique, lucide, courageuse héritée du grand Cheikh Anta Diop fait son chemin. Tout en reconnaissant l'avance scientifique et technologique de la civilisation occidentale moderne, elle rend caducs les mythes idéologiques du miracle grec, non pour se complaire dans un passé archéologique qui semble avoir tourné court, mais pour réinventer le miracle égyptien antique, le critiquer, le corriger et le développer avec toutes les ressources des sciences mathématiques, physiques, humaines, des philosophies et des savoirs proprement africains, faisant passer ces derniers *de l'ésotérisme au travail en laboratoire.* Aux jeunes générations, nous confions cette noble et lourde tâche. Montez sur nos épaules et voyez plus loin ! » (Meinrad Pierre Hebga, préface à Paul Christian Kiti, *Du paranormal au malaise multidimentionnel de l'Afrique. Une réflexion à partir de la pensée de Meinrad Hebga*, L'Harmattan, 2004, p.13. Je souligne.)

Chapitre 4

Maladies paranormales et rationalité. Entretien avec Adèle Van Reeth.

L'occasion

Dans le cadre de la 18e édition du festival « Cité philo » (www.citephilo.org) qui s'est tenu à Lille en France du 5 au 26 novembre 2014 sous le thème général « De quel droit ? », avec un focus sur les « Penseurs d'Afrique », j'ai été reçu à l'émission de la journaliste philosophe Adèle Van Reeth[127], pour un entretien diffusé sur France culture dans son émission intitulée « Les nouveaux chemins de la connaissance ». Enregistrée devant un public nombreux le samedi 8 novembre, l'entretien a été diffusé le mercredi 12 novembre 2014 à 10h sur France Culture (franceculture.fr). Je reproduis ici l'intégralité de l'entretien ainsi que la totalité des réactions qui ont suivi sa diffusion. L'intérêt de cet entretien est de mettre en évidence les distances qui se trouvent entre la perception du sens commun et les efforts de l'approche scientifique et philosophique du même phénomène.

---

[127] Les personnes aux noms propres pour les unes ou derrière les pseudonymes pour les autres, n'ont pas relu les propos transcrits ou transférés qui leur sont attribués dans le présent chapitre.

L'entretien

Adèle Van Reeth.

[…] Après Souleymane Bachir Diagne qui, lundi, s'est interrogé sur l'existence d'une philosophie africaine, après le même Souleymane Bachir Diagne accompagné de l'anthropologue Jean-Loup Amselle qui sont venus débattre […] des liens entre postcolonialisme et universel, ainsi que des liens encore plus tendus entre Afrique et droits de l'homme, j'ai le plaisir d'accueillir aujourd'hui le philosophe Emile Kenmogne qui est Professeur à l'université de Yaoundé, qui enseigne comme invité à l'université de Paris Est et à Erasmus Mundus Europhilosophie et anime aussi le Cercle camerounais de philosophie, CERCAPHI, qui vient se demander pour vous à quel type de rationalité appartiennent les maladies paranormales.

Bonjour à vous Emile Kenmogne.

Emile Kenmogne.

Bonjour.

Adèle Van Reeth.

[…] Commençons sans plus attendre avec un témoignage du scientifique Denis-Pierre de Pédrals qui témoigne d'un cas de possession collective de tirailleurs nigériens en 1939. Ecoutez-le :

> Je me trouvais mobilisé en 1939 dans un bataillon de tirailleurs à Candi dans le nord Dahomey. Le plus grand nombre de nos tirailleurs était originaire d'une localité du Niger appelée Tilaberie et était de races peuhle et zerma. Un dimanche des incidents se déroulent au village, nous l'apprenons en fin de soirée : un tamtam qui était arrivé récemment à Candi, en faisant danser et des tirailleurs et des femmes du village avait

provoqué notamment chez la femme un accès qui répondait à ce que nous appelons l'état d'hystérie. Le lendemain, vers 11 heures, avait lieu le rapport de la compagnie. A ce moment précis, j'entendis auprès de moi pousser un hurlement. Je vis le planton du bureau de la compagnie renversé, la tête en arrière, les yeux révulsés, l'écume aux lèvres, les poings crispés, il se précipitait en courant à l'endroit même où se tenait le rapport. Dans les minutes qui suivirent, plus de trente des quarante tirailleurs se livraient à ce spectacle. Les officiers surviennent immédiatement : on fait appel au toubib qui, d'abord, suggère de jeter des seaux d'eau à la figure de ces malheureux. Ceci n'a aucun effet, on essaie de faire quelques piqûres qui n'ont pas fait de succès. A un moment, un petit sergent très obscur, un sergent indigène de race zerma s'approcha du capitaine qui commandait le bataillon et lui dit : « Mon capitaine, il y a pas bon, mais moi je peux tout remettre ». Et l'on vit alors le petit sergent s'approcher de chacun des possédés, lui glisser quelques mots, souffler à l'oreille de chacun… et immédiatement, on voyait le possédé claustré, mais ne présentant plus aucun de ses mouvements désordonnés. En quelques instants, le petit sergent indigène qui était probablement un sorcier avait rétabli l'ordre dans un bataillon d'hommes[128].

Adèle Van Reeth.

« Le petit sergent indigène » qui réussit à guérir finalement tout un bataillon de tirailleurs nigériens, Emile Kenmogne, on a là un exemple d'une façon de proposer un remède, de guérir un effet de folie ou d'hystérie, nous dit le témoin Denis-Pierre de Pédrals, qui nous paraît absolument inexplicable, irrationnel, puisque ce petit sergent ne fait que chuchoter quelque chose à l'oreille de quelqu'un. Est-ce qu'on est là dans un des cas de ce que vous nommez des « maladies paranormales » qui nous paraissent irrationnelles

[128] Ce texte est créé par une transcription personnelle à partir de sa source sonore.

alors que peut-être une forme de rationalité serait à l'œuvre dans ce remède ?

Emile Kenmogne.

Oui, merci, je crois que ce témoignage que vous avez fait entendre est une très belle illustration de ce que j'appelle « la rencontre des rationalités ». Il y a là en situation deux rationalités qui se rencontrent. Le comportement du médecin qui commence par faire jeter de l'eau sur le malade en transe (je dirais qu'il était en transe), n'est pas l'attitude qui serait conseillée par l'autre rationalité qui comprend à partir d'une certaine logique qui lui est propre, une logique culturelle, ce qui se passe chez ce malade qui entre en transe. Donc, il y a là deux rationalités qui se rencontrent et je crois que le médecin des hôpitaux, de la médecine conventionnelle, n'est pas outillé pour résoudre ce problème. Il faut donc revenir, n'est-ce pas, faire appel à ceux qui, étant de la même aire culturelle que les malades en situation, savent comment décoder la situation qui est donnée pour apporter une solution. Donc, c'est quand même un témoignage important pour introduire la discussion à laquelle je suis disposé avec vous.

Adèle Van Reeth.

Mais cela veut donc dire que la réflexion que vous proposez se doit de s'ancrer dans une certaine culture, parce que ce que vous dites finalement, c'est qu'il faut faire l'effort d'avoir les connaissances d'une certaine culture, d'une façon de réagir à une situation donnée pour proposer le remède adéquat. On est là dans une réflexion qui, du coup, devient très culturellement ancrée.

Emile Kenmogne.

Je ne dirais pas. Ce n'est pas seulement une affaire de culture ; c'est une affaire de rationalité.

Adèle Van Reeth.

Voilà, alors, quelle différence ?

Emile Kenmogne.

Alors je dirais, très rapidement : quand on dit rationalité, on se réfère à ce qui est rationnel. Mais si on dit « qu'est-ce qui est rationnel ? », on se réfère à la raison. Il faut poursuivre le raisonnement et se demander ce que c'est que la raison. Je vous dirais que la raison est une faculté humaine naturelle et plus précisément une fonction de l'esprit humain qui produit les lois de la connaissance et, dans une certaine mesure, de l'action. Eminent théoricien de la raison, le philosophe allemand Hegel proclamait : « Ce qui est rationnel est réel ; ce qui est réel est rationnel »[129]. Finalement, Hegel ne faisait que reprendre quelque chose qui venait de Kant. Celui qui disait : « Nous ne connaissons des choses que ce que nous y mettons nous-mêmes ». Cela veut dire quoi ? Cela

[129] Nous retenons cette formule de traducteurs anciens en sachant qu'elle ne tient pas compte de la distinction que ferait Bernard Bourgeois entre *Realität* et *Wirklichkeit*. La première désigne l'être-là, le *Dasein* qui est entre l'être et le néant (d'où le devenir), donc pour une part apparition et pour une part seulement effectivité. Cette réalité est en effet grevée de contingence. L'effectivité ne concerne que l'identité de l'essence et de l'existence, donc seul Dieu est vraiment effectif. La formule se présente sous forme réciproque pour signifier que si l'on se contente de l'identité rationnel = effectif, il peut y avoir soit du rationnel qui n'est pas effectif soit de l'effectif qui n'est pas rationnel. Il faut donc deux formules pour obtenir ce qui est la définition même de l'absolu, absolument réel et absolument rationnel.

veut dire qu'au fond, quand nous disons que nous comprenons une situation, nous voulons dire que nous nous y retrouvons, nous comprenons cette situation parce que c'est nous qui donnons les clés et les techniques de décodage d'une situation donnée. Donc, à mon avis, il s'agit de rationalité plutôt que d'importance de la culture pour comprendre ce qui se donne à comprendre. Dès lors, même dans une aire culturelle étrangère à une situation donnée, par exemple, nous avons la situation des migrants, qui pourraient être pris en charge par des psychothérapeutes ou des psychiatres d'où qu'ils soient, il faudrait bien comprendre ce qui se passe dans ce que j'appellerais le *background* de ces « malades » qui sont en migration.

Adèle Van Reeth.

Mais là, du coup, cela veut dire qu'on repose, à nouveaux frais, la question qu'on avait évoquée hier et avant-hier, dans les émissions de lundi et mardi sur le caractère universel ou non de cette pensée et même de la raison, puisque ce que vous dites, c'est que si on a affaire à deux types différents de rationalité, la raison ne serait pas aussi universelle qu'on le pense puisqu'il faut faire l'effort de voir dans quelle mesure cette rationalité est à l'œuvre, à tel moment et à tel endroit.

Emile Kenmogne.

Non. La raison est universelle. Ce que je veux dire, c'est ceci : la rationalité est toujours celle d'un discours : ce n'est pas une propriété des choses, c'est une attribution que fait un sujet. C'est le sujet qui voit la rationalité ici ou là ; celle-ci étant une application de la raison. Je prends un exemple très simple : en mathématique, ce qu'on appelle « axiomatique », c'est quoi ? Jusqu'à un certain moment, avant qu'Einstein ne découvre la théorie de la relativité, la géométrie qui planait sur la connaissance était la géométrie euclidienne. Mais, peu avant qu'Einstein ne découvre la théorie de la relativité, qu'est-ce que nous avons ? Nous avons les géométries non euclidiennes dites hyperboliques[130], qui portent toujours sur le même espace. Sauf que, alors qu'Euclide disait que l'espace était à courbure nulle, et qu'il était plat, Lobatchevski va montrer un espace à courbure négative et Riemann va supposer un espace à courbure positive. Dès lors, on a d'autres géométries qui prennent place toujours pour le même réel. Donc, il s'agit d'une question de logique, d'axiomatique qui permet de décoder et de proposer les pistes de compréhension, des réalités qui sont offertes. Ce n'est pas la culture en tant que telle, c'est la logique que l'homme projette dans les phénomènes pour les comprendre. « Nous ne connaissons des choses que ce que nous y mettons nous-mêmes ». Je reprends la formule de Kant. Au fond, cela veut dire que l'esprit humain se projette dans la nature pour décoder cette nature et se décoder lui-même.

Adèle Van Reeth.

Et alors, de quelle nature est cette rationalité à l'œuvre dans le cas des maladies paranormales sur lesquelles vous travaillez ?

Emile Kenmogne.

S'il faut que je propose une définition simple, les maladies paranormales seraient, sous forme de pathologies, des manifestations somatiques ou psychiques d'un aspect du vaste domaine que nous appelons, après bien d'autres

---

[130] Elles portent sur la discussion du cinquième postulat d'Euclide concernant tantôt la somme des angles d'un triangle et tantôt un point pris en dehors d'une droite, par lequel on ne peut faire passer qu'une parallèle à cette droite, etc.

personnes, les phénomènes paranormaux. La maladie paranormale serait donc une pathologie subjectivement perçue par un patient aux effets plus ou moins objectivement observables par un tiers qui serait le médecin des hôpitaux justement parce que l'étiologie de cette pathologie ne tombe pas docilement sous le diagnostic de la science médicale conventionnelle. Donc, cette maladie paranormale est une souffrance dont parle son porteur ; mais le médecin qui a son appareil d'expérimentation, son laboratoire pour tester les maladies, ne découvre pas ce dont souffre notre malade de pathologie paranormale. En ce moment-là, on cherche une autre rationalité. On doit comprendre la chose autrement. Exactement comme dans le récit que nous venons d'entendre, il faut une autre rationalité, si vous voulez, un autre plateau technique, parce que l'eau qu'on verse sur le malade en transe n'a pas résolu le problème. Que fait donc celui qui vient et qui parle à l'oreille des uns et des autres pour résoudre le problème ? Il entre dans une autre logique qui est une logique plus ou moins cachée au commun des mortels. Nous entrons ici dans un autre lexique : le visible et l'invisible, la nuit et le jour. Donc, il entre simplement dans une logique qui n'est pas une évidence pour le médecin formé à la médecine conventionnelle.

Adèle Van Reeth.

Et c'est cela que vous définissez comme étant une méthode qu'on pourrait qualifier de paranormale ? En fait, c'est ce qui correspond à une logique, mais une logique que vous dites cachée, qui n'est pas la logique rationnelle à laquelle nous sommes habitués dans un raisonnement, disons, davantage occidental. Mais, seulement, ce n'est pas le propre là, pour le coup, de l'Occidental ou pas, c'est secondaire… C'est quelque chose qui ne correspond pas à une logique que l'on dirait plus « traditionnelle ». C'est ça ?

Emile Kenmogne.

Ce n'est pas la logique qui est paranormale, c'est le mal ou les phénomènes qui sont paranormaux. La logique, elle, découle de la compréhension et du discours de niveau humain. Je viens de démontrer que la logique, c'est la cohérence explicative d'ensemble qu'on invente. Je dois avancer forcément vers des auteurs comme Éric de Rosny ou Pierre Meinrad Hebga, qui ont travaillé de longues années sur ces questions-là et qui ont mis sur pied des techniques, des lexiques, des vocabulaires précis pour décoder ces phénomènes.

Adèle Van Reeth.

Alors, on va entendre Éric de Rosny, puisque vous l'avez cité, qui est un prêtre et anthropologue français ayant vécu à Douala au Cameroun. Une figure qui revient souvent dans votre travail, Emile Kenmogne, et qui va ici proposer encore un témoignage. Il va raconter comment il a été initié à la sorcellerie chez un *nganga*, c'est-à-dire, un bon sorcier qu'il distingue du mauvais sorcier. Ecoutez-le :

> Je me suis fait conduire chez ce personnage que j'ai appris à être justement un *nganga*, c'est-à-dire l'anti-sorcier. Ce sont des devins ; ils vous sondent dès le premier regard et cet homme a certainement senti que je venais chez lui avec de bonnes intentions. Alors, il m'a invité à venir le samedi suivant à un grand traitement nocturne. N'est-ce pas, la lumière et les ténèbres sont très importantes. Le *nganga*, il adore autour de lui, comme une sorte de refuge, la lumière, grâce au feu qu'il allume. Ce qui est très rassurant pour des gens qui se sentent, disons ensorcelés, c'est-à-dire qui sentent l'obscurité monter en eux. Ça fait partir de ces grands symboles. D'ailleurs, au cours de cette nuit-là, j'ai vu, disons, la manifestation des grands symboles qui, je dirais, nous touchent dans notre psychologie profonde à savoir le feu, à savoir l'eau, le souffle, le chant, le rythme : très important. N'est-ce pas, ce sont des rythmes d'une puissance terrible qui, peu à peu d'une certaine façon,

prennent la place des pulsations du corps de la personne. Alors, il a soigné au cours de cette nuit une femme qui était paralysée, que j'avais vue chez lui pendant la semaine, et, au cours de la nuit, j'ai vu la transformation sous mes yeux de cette femme qui, au petit matin, était capable d'esquisser des pas de danse avec son sauveur. Alors, ceci m'a énormément interpellé et c'est à partir de là que j'ai été encouragé par mes amis et puis mes supérieurs religieux à étudier cette médecine traditionnelle.[131]

Adèle Van Reeth.

Les questions à poser, pour réfléchir aux modes de rationalité à l'œuvre dans les maladies paranormales, Emile Kenmogne, peuvent être énoncées à partir de ce qu'on vient d'entendre dans ce témoignage d'Éric de Rosny, à savoir : qui est-ce qui va guérir ? Lui-même prend l'exemple d'un sorcier, un certain bon sorcier, un *nganga*, qui met en œuvre une forme de méthode qui va guérir une malade. Le malade lui-même aura exprimé sa maladie d'une certaine façon. Mais qui guérit ? Quel est le médecin à l'œuvre ? Comment il conçoit le patient pour le guérir et quelle est cette méthode-là qui n'est pas rationnelle et qui va permettre de guérir les malades ? Voilà trois points d'approche, trois axes qui vont nous permettre d'essayer de définir ce que l'on entend par un type de rationalité à l'œuvre dans ces maladies-là.

Emile Kenmogne.

D'abord, je commence par souligner que chaque fois que vous dites « cette méthode qui n'est pas rationnelle », il y a un problème pour moi, parce que j'ai essayé d'expliquer, d'entrée de jeu, qu'il y a *des* rationalités, il y a plusieurs rationalités, disons donc désormais : « …qui est d'une autre

[131] Ce texte est créé par une transcription personnelle à partir de sa source sonore.

rationalité » et non « …qui est irrationnelle ». Qu'est-ce que le rationnel ? Le rationnel, c'est ce que nous comprenons. Quand nous ne comprenons pas un phénomène, une situation, nous y projetons l'idée de hasard ou l'idée d'irrationnel. Ouvrons-nous donc à ce qui est d'une autre rationalité qui n'est pas la mienne ou d'une rationalité autre (alter), et là, on pourrait alors avancer.

Eh bien ! Ce qu'Éric de Rosny vient de dire marque son point de départ à lui ; il rencontre une situation qui l'impressionne (cette guérison que beaucoup diraient « irrationnelle » ou miraculeuse) et il se met à travailler pour comprendre les procédés de celui qui a guéri. Il a, comme il le dit, travaillé plus de 50 ans dans ce milieu des cultures profondes Douala, pour comprendre les procédés thérapeutiques de ces *nganga.* Deuxième petite chose que je voudrais souligner, c'est le problème du lexique. Quand il parle de sorcier, il précise n'être pas d'accord avec cette expression. En fait, quand on dit « sorcier », on désigne mal le personnage évoqué dans la narration. Il vaut mieux demander aux « tradipraticiens » ou bien à ces gens-là qui sont les maîtres d'un savoir comment eux-mêmes s'appellent ou se font appeler. Comment ils s'appellent eux-mêmes ? Justement, il y a un problème de sens quand nous transportons les réalités culturelles médicales africaines dans la langue française ou dans les langues occidentales : il y a tout un problème philosophique derrière la traduction. Mais si vous allez au Bénin et interrogez ceux-là même qu'on considère comme des sorciers et qui sont des soignants, ils vont dire qu'ils sont des *Baba lawo*, mot qu'on traduit imparfaitement par « chef ou maître du secret ». Au Sénégal, ils vont s'appeler *Borom ham ham*, comme « connaisseurs du savoir caché ou des choses cachées ». Au Cameroun, l'expression qu'Éric de Rosny vient d'utiliser, *nganga,* se retrouve dans les langues de ce pays avec des déclinaisons en fonction des aires culturelles ; c'est tantôt *ngankan*, tantôt *nkham'si*, etc. Ce sont des gens, des « hommes souches » qui réclament appartenir à la catégorie de ceux qui ont « les yeux ouverts », c'est-à-dire, qui voient plus loin que l'homme ordinaire, tel que vous et moi. Il y a tout un univers de pensée derrière ce problème de lexique. Donc, je dirais, pour répondre plus clairement à votre question, oui effectivement, il y a un problème de modération de ces rationalités-là, de passage...Comment passer de l'une à l'autre de manière à retrouver vraiment la question de l'universel. Finalement, je crois que la multitude des rationalités contribue plutôt à approcher un problème réellement corsé à partir des points de vue différents. Remarquez que ce problème du visible et de l'invisible n'est pas un problème purement africain, c'est un problème humain. Si nous remontons par exemple dans l'antiquité, on verra qu'un homme aussi rationnel (pour utiliser cette expression à la mode) que Socrate, écoute les oracles. Au Moyen Age, on a parlé de « la chasse aux sorcières », c'est quoi « la chasse aux sorcières » ? On a parlé des forêts enchantées, des fontaines miraculeuses. De fil en aiguille, progressivement, on arrive à cette idée que, au fond, nous sommes dans un monde aux dimensions multiples, qui a sa dimension visible et une autre dimension invisible[132]. Quelle en est donc la logique ? La logique naturelle est celle de la physique qui nous permet de comprendre le monde visible avec ses lois ; mais le monde invisible a ses lois également qui sont maitrisées par ces gens-là qu'on appelle ici les *nganga* et là, d'un autre nom, mais qui sont tous des maîtres du savoir caché et qu'on désigne en français par les termes « guérisseurs », « sorciers », « marabouts », « tradipraticiens », « tradithérapeutes », « voyants », etc. Mais ces termes n'ont pas la même signification et aucune signification n'est neutre. J'ai essayé de le montrer et j'insiste sur le fait qu'il y a un problème de traduction dont

[132] Voir Damour, Thibault et Carrière, Jean-Claude, *Entretiens sur la multitude du monde*, Paris, Odile Jacob, 2002.

Souleymane Bachir Diagne, à partir des travaux de Barbara Cassin, disait déjà, ici hier, l'intérêt, en montrant comment la traduction devient toute une philosophie où se joue le passage, de langue à langue, des concepts et des énoncés, quand on circule, selon la théorie que je défends, d'une logique (je ne dirais plus d'une aire culturelle), d'une rationalité à une autre.

Jean-Louis Jacopin (Lecture).

Philippe appelle Din un *sorcier*. C'est en effet le mot français le plus couramment employé pour désigner ce genre d'homme. Mais Philippe ne donne pas à ce mot son sens péjoratif. Pour lui, Din est un homme qui guérit, même si le caractère surnaturel de ses pouvoirs l'effraie. Chaque fois que je m'entretiendrai en français des activités de Din avec d'autres personnes, le mot 'sorcier' reviendra, mais accompagné de sourires, d'un air gêné, ou au contraire prononcé sur un ton affecté, comme s'il fallait un correctif pour se faire comprendre. Manifestement, l'appellation de sorcier n'est pas bonne. Elle désigne une catégorie d'individus louches, où l'on range pêle-mêle tous ceux qui pratiquent des rites nocturnes et ésotériques. Dans le cas de Din, elle est particulièrement malheureuse puisque l'homme incarne, au contraire, la figure même de *l'anti-sorcier*. Il est grand temps de lui faire justice. En langue douala, Din est classé parmi les *bato ba mianga*. [...] *Mianga* renvoie aux remèdes dont ils ont le secret, remèdes chargés d'une puissance qui dépasse celle des simples médicaments pharmaceutiques. Ces personnages se trouvent au sommet de la hiérarchie médicale traditionnelle, supérieurs à beaucoup de petits soignants possédant le secret d'une herbe pour guérir un mal particulier. Chaque famille garde en effet une recette transmise en héritage, qui soulage, par exemple, les douleurs d'estomac ou favorise la fécondité. […] Je me suis résolu à appeler ce personnage *nganga*.[133]

Adèle Van Reeth.

Lecture 1

La sorcellerie est par définition maléfique ; celui qui jette des sorts est un malfaiteur. Dans nos langues africaines, les termes et concepts rendus en français par sorcellerie renvoient en fait à une force préternaturelle neutre, susceptible d'être orientée par l'initiation vers la bienfaisance et au contraire vers la nuisance : envoûtements, toute altération ou destruction de la santé ou de la vie par des moyens occultes.[134]

Lecture 2

Ce n'est pas le caractère merveilleux des phénomènes paranormaux qui m'intéressent mais le désir de connaître rationnellement et aussi de contribuer, si peu que ce soit, à réduire l'angoisse de millions de congénères qui s'en déclarent victimes. Il va de soi, pour un philosophe que cette libération s'obtient bien plus par la réflexion personnelle que par l'initiation ésotérique ou par un cartésianisme hautain qui relègue un problème poignant dans le débarras commode et confus de l'irrationnel. Il faut oser tout examiner, tout est digne de notre investigation.[135]

Alors Emile Kenmogne, on vient d'entendre un texte d'Éric de Rosny tiré de son ouvrage *Les yeux de ma chèvre*

---

[133] Éric de Rosny, *Les yeux de ma chèvre*... (1981), Plon 1981, p. 48.

[134] Meinrad Pierre Hebga, « Approche et pratique pastorale », dans Éric de Rosny (dir), *Justice et sorcellerie*, colloque international de Yaoundé (17-19 mars 2005), Cahiers de l'Ucac n° 8-10, 2003-2005, Presses de l'UCAC/Karthala, 2005, p. 325

[135] Hebga Pierre Meinrad, *La rationalité d'un discours africain sur les phénomènes paranormaux*, Paris, L'Harmattan, 1998, pp. 18-19.

qui date de 1981 dans lequel lui-même remettait en question, comme vous l'avez dit, l'utilisation même du terme de « sorcier » pour parler de celui qui va guérir, et, on y entend toute l'importance lexicale : il faut trouver les mots appropriés pour décrire le processus thérapeutique lui-même. Et, j'ai lu ensuite des extraits de l'anthropologue Hebga qui lui-même dans son texte « Approches et pratiques pastorales », notamment, considère la sorcellerie comme étant par définition maléfique, mais, justifiant aussi le fait qu'en tant qu'anthropologue, il part néanmoins d'une démarche philosophique, qu'il faille essayer de s'emparer, de ressaisir, de réfléchir sur ce qui paraît être insaisissable par la pensée. Tout est digne d'investigation, nous dit-il, y compris ces phénomènes de sorcellerie.

Emile Kenmogne.

Oui, je vous dis merci pour ces extraits-là qui sont vraiment pertinents et qui permettent de saisir la dimension philosophique de mon actuelle préoccupation. Éric de Rosny et Hebga sont deux confrères jésuites : l'un, Français qui s'est installé au Cameroun pendant très longtemps, l'autre, Camerounais, Hebga, qui s'est formé à la Sorbonne et qui a enseigné aux États-Unis pendant longtemps, est revenu au Cameroun pour la pastorale et le développement du travail concernant les phénomènes paranormaux. Hebga a publié en France un livre majeur dont le titre est : *La rationalité d'un discours africain sur les phénomènes paranormaux*. C'est un texte fondamental. Vous avez cité un texte d'Éric de Rosny, *Les yeux de ma chèvre*. Les deux hommes sont réellement des personnages centraux pour la problématique actuelle concernant ce genre de pathologies paranormales en Afrique et hors d'Afrique, mais qui surtout en Afrique, avec le phénomène d'appauvrissement progressif, amènent des gens, des hommes, à se déclarer victimes d'attaques, de maraboutage, d'envoûtement, de possession et qui posent un problème thérapeutique aussi bien aux médecins des hôpitaux qu'aux prêtres, aux pasteurs et aux *nganga* dont nous venons de parler avec Éric de Rosny.

Nous avons là trois lieux de quête de la santé, trois systèmes de référence : l'hôpital où le malade va spontanément quand il ne se sent pas bien. Mais si le médecin déclare : « j'ai tout examiné, j'ai fait mes radiographies, j'ai fait mes scanners, j'ai fait les examens biologiques : je vois que vous ne souffrez de rien », et que le malade continue de lui dire : « ça ne va pas ; quand je dors, je me rends compte que j'ai des gens qui viennent m'agresser, je ne parviens plus à dormir », le médecin peut conclure : « Faites-vous aider ». Une pareille attitude veut dire : « Allez voir ailleurs ». Quel est cet « ailleurs » auquel peut penser le médecin normal qui maîtrise son art aussi bien que les limites, les doutes et les incertitudes de cet art ? Le premier recours, c'est donc le *nganga* qui a ses propres techniques de diagnostic, il a ses « gris-gris » un peu comme le médecin qui veut soigner le malade : pour diagnostiquer la pathologie, il laisse le malade en tant que tel et regarde les examens qu'il a ramenés des différents laboratoires. Le *nganga*, lui aussi, a des techniques pour voir ce qui se passe en vous, il demande un tissus ou des fluides corporels ou je ne sais quoi… et c'est là qu'il pose son diagnostic ; il vous laisse de côté, il regarde votre vêtement, il regarde votre ombre, votre photo, etc… Les techniques sont diverses, vous pouvez trouver dans le livre de Tobie Nathan et Isabelle Stengers, *Médecins et sorciers,* l'application de ces choses que j'essaie de vous dire. De multiples techniques permettent d'approcher toutes sortes de pathologies paranormales. A côté du médecin et du *nganga*, nous avons un troisième système thérapeutique de référence concurrentiel en terre africaine actuellement, c'est la prière, adressée à Dieu qui guérit plus qu'il ne soigne. En conséquence, vous voyez un déferlement des églises dites de réveil sur le continent africain à partir des USA. Le Saint esprit y est servi à chacun selon ses besoins, pour des nécessités de santé. Nous avons donc cette situation poignante et dramatique qui ne peut pas ne pas préoccuper la philosophie et la recherche actuelle en Afrique. Nous avons écouté Souleymane Bachir Diagne hier et avant-hier nous parler de l'histoire de la philosophie en Afrique comme étant un problème concentré sur l'expression « philosophie africaine » ; puis, dans sa longue discussion avec Jean-Loup Amselle sur la question des Droits et le problème de l'universel. Je prétends qu'il y a une autre orientation de cette philosophie en Afrique qui concerne les problèmes du terroir, les savoirs locaux en Afrique et qui veut que ces affaires ou problèmes du terroir soient conceptualisés et offrent la possibilité même d'un renouveau des philosophies d'ailleurs comme celles d'Occident ou celles d'Asie, dans une exigence de dialogue sincère devenu nécessaire par ces temps de mondialisation accélérée.

Adèle Van Reeth.

Est-ce qu'il y a une spécificité de ce discours qui est proprement philosophique pour penser ces phénomènes paranormaux ou existe-t-il finalement des parallèles ou des points de rencontre avec un Lévi-Strauss ou d'autres penseurs encore ?

Emile Kenmogne.

On peut parler de spécificité des discours, des méthodes, des approches, dans les différentes disciplines des sciences humaines. Il n'y a pas de spécificité d'objet de ces discours. Car, c'est partout l'homme, la réalité humaine. Quand nous écoutons Éric de Rosny et Hebga, il ne faut pas oublier que l'un est anthropologue, comme l'était hier ici Jean-Loup

Amselle et l'autre est philosophe comme l'était Souleymane Bachir Diagne ; il y a entre eux toute une différence d'approche de ces phénomènes-là. Alors que l'anthropologie peut nous adjoindre de reconstruire ces faits-là pour montrer à peu près une sorte d'archéologie, montrer comment ils se positionnent, comment ils arrivent, la philosophie a la tâche d'aller au-delà de la question du *comment* pour poser les questions du *pourquoi* et du *pourquoi pas* afin de fonder en raison les phénomènes observés. C'est le travail que fait Pierre Meinrad Hebga et qui complète parfaitement le travail d'Éric de Rosny. Le travail de Pierre Meinrad Hebga est celui qui part de la technique et de la méthode philosophiques qui étaient celles de Henri Bergson, philosophe français, dont Hebga se réclame pour justement essayer de proposer une approche pensée, raisonnée et je dirais « rationnelle » de ces phénomènes-là. Hebga va aller jusqu'à remettre en question le composé humain en disant que pour que ces phénomènes que nous appelons paranormaux jouissent d'une certaine cohérence et d'une certaine rationalité, il faudrait réviser la conception dualiste occidentale et binaire de la réalité humaine. L'homme serait-il un composé corps-esprit ? Ce qui nous laisserait dans le difficile problème, propre à la philosophie occidentale, de la relation entre ces deux principes distincts de nature et néanmoins réunis dans la réalité humaine. Ce problème est posé depuis Pythagore jusqu'à Maurice Merleau-Ponty, sans qu'on ne voit comment l'Occident réussit à le résoudre. Hebga se demande en face : si on conçoit l'être, la réalité humaine, plutôt sous forme de pluralité d'instances de sa composition, en sortant de la matérialité du corps à partir des connaissances fournies par Einstein et Infeld qui sont partis de la théorie de la matière comme réalité dure pour la théorie énergétique de la réalité que nous percevons, la théorie du champ, est-ce qu'on ne parviendrait pas à mieux expliquer ces phénomènes paranormaux que sont la lévitation, la sorcellerie, l'envoûtement, le déplacement, la zoanthropie, la transformation d'hommes en animaux, l'agression érotique nocturne dont souffrent beaucoup de jeunes filles et dont elles se plaignent. Qu'est-ce qu'on appelle agression érotique nocturne ? Si vous lisez le texte de Pierre Meinrad Hebga intitulé *Afrique de la raison, Afrique de la foi,* vous allez voir ces récits multiples que viennent déposer des personnes qui souffrent. Quand un médecin ou un psychologue écoute une jeune fille qui vient lui dire : « Je suis victime d'agression érotique par des gens que je vois en rêve », il souffle « Elle est fatiguée, elle est troublée, elle est perturbée ». Voilà le réductionnisme forcément abusif que la méthode qui est ici conseillée déconseille. Il faut laisser parler ceux qui souffrent ; il ne faut pas que le psychothérapeute, le psychanalyste, le psychiatre projette tous les patients qui arrivent dans son laboratoire ou dans son bureau sur une grille de maladies prédéfinies et cataloguent, comme dans une taxonomie, ceux qui entrent chez lui. Parfois, il y a des malades qui ne se situent ni dans telle catégorie, ni dans telle autre et qui pourtant souffrent. Il faut les écouter et avouer son incapacité, l'incompétence du dispositif technique ou du plateau technique qui est le nôtre pour aborder certains cas difficiles.

Adèle Van Reeth.

Ce qui est fascinant dans ce que vous dites, c'est qu'en fait vous posez la question de l'objectivité et de la maladie elle-même et de la thérapie que l'on va proposer, comme vous essayez de montrer en quel sens cette question-là a aussi une dimension philosophique essentielle. Et notamment dans votre travail, vous avez cité Bergson rapidement ; vous montrez en quel sens la méthode philosophique énoncée par Bergson peut vous être utile, et, a aussi notamment pu être utile pour comprendre la philosophie de Hebga dont vous parlez depuis tout à l'heure. Alors je propose qu'on en écoute un extrait, c'est un extrait de l'*Introduction à la métaphysique* de Bergson qui date de 1903. C'est dans *La pensée et le mouvant.* Vous nous direz ensuite en quel sens ce texte-là est fondamental pour essayer de penser philosophiquement l'enjeu de ces questions. Ecoutez :

> Ce qui a pu tromper la science elle-même sur l'origine de certains procédés qu'elle emploie, c'est que l'intuition, une fois prise, doit trouver un mode d'expression et d'application qui soit conforme aux habitudes de notre pensée et qui nous fournisse, dans des concepts bien arrêtés, les points d'appui solides dont nous avons un si grand besoin. Là est la condition de ce que nous appelons rigueur, précision, et aussi extension indéfinie d'une méthode générale à des cas particuliers. [...] Nous prenons souvent l'appareil logique de la science pour la science même, oubliant l'intuition d'où le reste a pu sortir. De l'oubli de cette intuition procède tout ce qui a été dit par les philosophes, et par les savants eux-mêmes, de la « relativité » de la connaissance scientifique. *Est relative la connaissance symbolique par concepts préexistants qui va du fixe au mouvant, mais non pas la connaissance intuitive qui s'installe dans le mouvant et adopte la vie même des choses.* Cette intuition atteint un absolu. La science et la métaphysique se rejoignent donc dans l'intuition. Une philosophie véritablement intuitive réaliserait l'union tant désirée de la métaphysique et de la science. En même temps qu'elle constituerait la métaphysique en science positive [...], elle amènerait les sciences positives proprement dites à prendre conscience de leur portée véritable. Elle mettrait plus de science dans la métaphysique et plus de métaphysique dans la science. Elle aurait pour résultat de rétablir la continuité entre les intuitions que les diverses sciences positives ont obtenues de loin en loin au cours de leur histoire, et qu'elles n'ont obtenues qu'à coups de génie [...][136].

---

[136] Henri Bergson, « Introduction à la métaphysique » (1903) in *La pensée et le mouvant. Essais et conférences* (1934), édition en ligne, p. 118-119 ou Paris, PUF, 92e édit., 1985, pp. 215-217.

Alors Emile Kenmogne, comment comprendre l'importance de ce texte de Bergson pour vous ? Est-ce qu'il faut l'entendre de la manière suivante : à savoir qu'à l'instar de la métaphysique positive de Bergson qui va mêler intuition et rigueur, il le dit très bien dans son texte, il faudrait essayer de mettre en place une méthode pour connaître philosophiquement ce que pourrait signifier la sorcellerie ? Est-ce qu'on pourrait l'entendre ainsi ?

Emile Kenmogne.

C'est exactement cela, et je vous dis merci pour votre saisie. Vos extraits sont tellement pertinents. Bergson, quoiqu'on en dise en France depuis un certain temps, est un rénovateur. Bergson est un rénovateur. Je crois qu'on prendrait encore du temps pour comprendre ce philosophe-là. Je voudrais en passant dire merci à mon ami Fréderic Worms et à son équipe : Arnaud François, Ghislain Waterlot, Arnaud Bouaniche, Nadia Yala Kisukidi, Camille Riquier, je ne peux citer tous les noms, pour l'énorme travail qu'ils abattent quant au bergsonisme…

Adèle Van Reeth.

Ils sont en train de republier toute l'œuvre de Bergson…

Emile Kenmogne.

Ils ont repris dans une collection commentée, discutée et enrichie toute l'œuvre de Bergson et je crois que depuis ce moment-là, depuis 2007, quand ce travail a commencé, il y a quand même un renouveau. Alors Bergson, est un *rénovateur* dans quelle mesure ? Depuis Kant, le problème de la connaissance se posait en termes de relativité. Kant limitait l'esprit humain dans la possibilité de tout connaître, il disait :

l'esprit humain ne peut connaître que les phénomènes, c'est-à-dire ce qui tombe sous l'espace et le temps. Il excluait donc toute possibilité d'intuition intellectuelle. C'est justement là que Bergson reprend le travail de Kant et le prolonge. Bergson est un post kantien, mais aussi un continuateur et un rénovateur de Kant. Qu'est-ce qu'il fait ? Il démontre qu'au fond, pour certaines réalités, nous avons accès à l'absolu ; nous pouvons connaître la chose en soi. Il démontre qu'en rentrant en nous-mêmes, nous touchons à quelque chose qui n'est pas relatif, qui est de l'ordre de la chose en soi. C'est à partir de cette conviction que Bergson développe ce qu'il appelle *la méthode intuitive* ; la méthode intuitive qui, peut-être, doit se heurter au langage humain parce que notre langage, fait de concepts, doit, par définition, avec des mots, arrêter ce qui est en écoulement. La vie qui est derrière les choses et que nous ne voyons pas, mais dont nous voyons seulement les moments d'arrêt est ce qui intéresse Bergson : c'est l'écoulement, c'est le vivant qui est l'objet de cette philosophie-là. Et, justement en quoi cela nous intéresse-t-il dans ce débat ? C'est qu'au fond Bergson n'a jamais abordé une question philosophique sans faire le point sur l'état scientifique de cette question-là. Bergson commence toujours (en raison de ce que lui-même était de formation scientifique), par dire où en est la science sur telle question et quand il pousse la science à ses derniers retranchements, Bergson pose alors aux disciplines scientifiques la question à laquelle elles ne peuvent pas répondre. Il ouvre alors la perspective métaphysique. Il fait ce travail dans ses quatre œuvres fondamentales : dans l'*Essai sur les données immédiates de la conscience,* dans *Matière et mémoire,* dans *L'évolution créatrice,* dans *Les deux sources de la morale et de la religion.* Il part toujours et toujours de la science, il fait le point, et, ensuite, il montre que la science a des problèmes. Que fait Hebga qui s'inspire de Bergson ? Il dit : voici comment la psychologie interprète les phénomènes paranormaux, voici comment telle science interprète les phénomènes paranormaux et voici la question qu'il faut poser à la psychologie, à l'approche psychologique, à l'approche socio- anthropologique de la sorcellerie, à l'approche psychiatrique de la sorcellerie, et quand cette question ne trouve pas de réponse dans ces systèmes de références-là, il ouvre la perspective métaphysique. La *métaphysique positive* signifie donc simplement qu'on ne commence à aller ailleurs que quand la science a livré toutes ses armes et toutes ses réponses. Et, le 2 mai 1901, Bergson prononce pour la première fois ce mot à la Société française de philosophie, dans un texte brillant intitulé *Le parallélisme psychophysique et la métaphysique positive.* Dans sa correspondance avec William James par la suite, correspondance de 1905, c'est-à-dire, avant la première guerre, Bergson souhaite qu'on retrouve entre ses vues et celles de William James qui était aux USA, une convergence qui pourrait contribuer à l'émergence de ce qu'il appelle encore la *métaphysique positive*. C'est donc cela qui est la méthode. Il ne s'agit pas de substituer aux connaissances scientifiques des supputations métaphysiques : c'est la science elle-même qui nous dit d'aller voir ailleurs. C'est de cela qu'il est question.

Adèle Van Reeth (Lecture).

> Quand je repasse dans ma mémoire les résultats de l'admirable enquête poursuivie continuellement par vous pendant plus de trente ans, quand je pense à toutes les précautions que vous avez prises pour éviter l'erreur, quand je vois comment dans la plupart des cas que vous avez retenus le récit de l'hallucination avait été fait par une ou plusieurs personnes, souvent même noté par écrit avant que l'hallucination n'ait été reconnue véridique, quand je tiens compte du nombre énorme de faits et surtout de leur ressemblance entre eux, de leur air de famille, de la concordance de tant de témoignages indépendants les uns des autres tous examinés, contrôlés, soumis à la critique, je suis porté à croire à la télépathie de même que je crois par exemple

à la défaite de l'invincible Armada. Ce n'est pas la certitude mathématique qui me donne la démonstration du théorème de Pythagore, ce n'est pas la certitude physique où je suis de la vérité de la loi de la chute des corps ; c'est du moins toute la certitude qu'on obtient en matière historique ou judiciaire.[137]

Le texte que je viens de lire, Emile Kenmogne, est une adresse de Bergson à des chercheurs sur la télépathie et la manière dont ils procèdent.

Emile Kenmogne.

Très beau…très beau…

Adèle Van Reeth.

C'est dans *Le parallélisme psychophysique et la métaphysique positive* (…).

Emile Kenmogne.

D'accord ! (…) C'est très impressionnant ! Alors, cet autre texte de Bergson, insiste sur la méthode à suivre en recherche psychiques ; c'est-à-dire l'attitude ouverte qui est conseillée à l'esprit humain aujourd'hui, la transdisciplinarité, l'interdisciplinarité et qui interdit à toutes les disciplines toute réduction à une logique unique. Aucune discipline aujourd'hui ne doit prétendre détenir la grille d'explication exclusive. Le temps des disciplines segmentées, fragmentées est dépassé, surtout pour des phénomènes de ce genre que nous appelons paranormaux. Il faut s'installer, d'emblée, dans « la traversée » comme dirait Bidima ; il faut s'installer dans le devenir, il faut s'installer dans le mouvant et la

[137] Bergson Henri, « Fantômes de vivants », dans *Mélanges*, op. cit., pp. 1005-1006.

variation, parce qu'il s'agit de la vie et du vivant. C'est de cela qu'il est question encore dans ce texte de Bergson où il montre qu'au fond, pour certaines questions qui intéressent la connaissance humaine, il faut éviter de chercher une vérité d'un trait et d'un coup ; on va procéder par approche graduelle. Il utilise la notion de « lignes de faits » pour approcher ces phénomènes vivants, ces phénomènes en écoulement. Cette idée de « lignes de faits » montre l'humilité, si on peut utiliser l'expression, mais aussi la prudence de cette méthode bergsonienne intuitive qui, selon lui, pouvait, devait être la méthode de la nouvelle philosophie. Il ne faut pas qu'on se le cache, Bergson avait l'ambition de transformer à partir de cette méthode intuitive le travail des philosophes afin qu'ils pussent, comme les scientifiques, travailler en collaboration et apporter, selon les disciplines et les spécialisations, des contributions variées pour la recherche de la même vérité, au lieu qu'on assiste à des systèmes qui se rejettent les uns les autres.

Adèle Van Reeth.

Est-ce qu'il n'y a pas autant de directions à suivre à partir de cette question qui vous préoccupe sur la rationalité à l'œuvre dans les maladies paranormales ? Il y a la dimension proprement philosophique sur laquelle vous insistez longuement et notamment grâce à Bergson qui propose ce renversement du travail habituel de l'intelligence : couramment, on va des concepts vers les choses et non pas des choses vers les concepts. N'y a-t-il pas une dimension qui soit beaucoup plus médicale au sens disons éthique, bioéthique du terme ? On ne peut passer sous silence cette dimension-là quand on travaille sur un thème tel que le vôtre.

Emile Kenmogne.

Oui, vous avez raison. Vous avez raison parce que effectivement pour revenir sur ce mot qu'on a vu trainer partout : bioéthique par ci, bioéthique par là. Le mot est né dans un contexte d'expansion de la biomédecine et des problèmes qui découlaient de l'application de la biotechnologie à la gestion du corps. Puis, on a eu tendance à croire que le mot doit s'enfermer dans ces limites-là. J'ai publié un texte au Canada[138] où je disais qu'au fond, il fallait dépasser l'approche historiciste de la notion de bioéthique pour revenir à son concept étymologique ; et, à partir de cette conception étymologique de la bioéthique, on pouvait laisser la place à un développement bioéthique dans les sociétés où la technoscience et la biomédecine n'étaient pas avancées. En fait, à définir la bioéthique comme l'application des réflexions éthiques aux problèmes de biomédecine, on pourrait ignorer ces problèmes bioéthiques qui se posent en zones non industrialisées. J'essaie donc d'établir qu'au fond, sur le terroir africain, en pays pauvres, il y a des raisons de parler de bioéthique, précisément à partir des données du terroir, à partir des données locales qui permettent de poser des problèmes locaux. Comment encadrer dans un système de référence de tradithérapeutes la démarche qui permet d'éviter certains accidents qu'on y rencontre ? Les problèmes de bioéthique et d'éthique médicale peuvent aussi se poser dans les protocoles de diagnostic et de soins des tradithérapeutes et autres *nganga*. Il faut donc les assister, les suivre et discuter avec eux de leurs procédés qui engagent les vies d'humains ; il faut autour d'eux des réflexions éthiques systématisées sur leurs pratiques et leurs résultats. C'est à peu près cela que j'essaie de construire dans mes nouvelles recherches.

---

[138] « Une approche africaine de la bioéthique ? », dans *Ethica. Revue interdisciplinaire de recherche en éthique*, vol 17, n° 2. « Penser l'éthique en Afrique. Perspective camerounaise », Bibliothèque nationale du Québec, 2012, pp.13-25.

Adèle Van Reeth.

Voilà, je voulais en dire deux mots… parce que c'est aussi une dimension de votre travail qui est en lien direct avec le sujet d'aujourd'hui, très intéressant. On trouvera en ligne certains de vos articles qui sont disponibles. Je vous remercie en tout cas d'être venu nous parler aujourd'hui, Emile Kenmogne, de la rationalité à l'œuvre dans les maladies paranormales. Je rappelle que vous enseignez la philosophie à l'Université de Yaoundé I, que cette année, vous enseignez à l'Université de Paris Est. On mettra en ligne votre bibliographie qui est riche et qui permet de découvrir des philosophes comme Hebga, dont vous avez parlé aujourd'hui, dont on parle très peu en France, qu'on n'enseigne pas et qui ont pourtant apporté des réflexions décisives sur ces enjeux-là. Donc, un grand merci à vous.

Emile Kenmogne.

C'est moi…

Adèle Van Reeth.

Et un grand merci à vous, public nombreux !

Le public.

Vifs applaudissements.

Réactions et commentaires après la diffusion de l'entretien[139]

Emma Tallon.

Merci pour votre excellente série « Penseurs d'Afrique » et particulièrement à Monsieur Kenmogne. Puisse-t-il être entendu jusqu'ici.

Amicalement.

Revue Lisières.

Cette émission aborde avec clarté un domaine où abondent trop fréquemment les zones d'ombres, où le flou prétend tenir lieu d'argument. Ici, au contraire est offerte une rigoureuse synthèse entre l'approche scientifique et la prise en compte de ce qui la dépasse. Les références solides et variées sont d'une constante pertinence et elles ouvrent un passionnant champ de réflexion. L'esprit scientifique puisera ici une réelle ouverture (d'esprit) vers un champ qui dépasse la science sans la nier, et toute personne quelque peu perdue dans le domaine qui peut sembler nébuleux du "paranormal" y trouvera de précieux repères. À l'écoute de cette émission, nous réalisons que toujours l'éveil de l'intelligence se produit par une curiosité bienveillante et non hostile vers ce qui nous est inconnu, ainsi qu'une méditation des limites de notre entendement.

[139] Ces réactions ont été postées sur le site interactif de l'émission, sauf les deux dernières, envoyées par courrier électronique à l'auteur du présent livre.

Alain Muller.

1- Il n'y a pas de maladies "para-normales" ! Il n'y a que des maladies non encore élucidées ! Nous, Occidentaux, appelons "para-normal" notre propre ignorance sur la "rationalité" sous-jacente à ces maladies ! Mais cette rationalité est une rationalité d'un certain type ! Ce n'est pas une rationalité "occidentale", sauf si on accepte que la rationalité hégélienne fait partie de l'Occident ! Car celle-ci a la formule magique par excellence : "Tout ce qui est rationnel est réel et tout ce qui est réel est rationnel" ! Les esprits ignorants occidentaux ont taxé cette formule de totalitaire !, parce qu'ils n'ont pas compris toutes les potentialités de "sorcellerie" et de forces "para-normales" que cette formule recèle !

2- La pensée occidentale se dit "logique" et "causale" et réduit la rationalité à cela ! Du coup elle se prive de comprendre une logique non causale qui a sa propre rationalité capable de rivaliser avec la rationalité "occidentale" ! Mais, en vérité, - du moins à partir de Kant ! -, la situation est plus complexe ! Car Kant a bien caché son jeu dans les profondeurs (cachées) du mystère de l'âme ! A partir de Kant, en effet, la causalité elle-même va devenir... rythmique ! (c'est l'œuvre de Hume et de sa critique de la "causalité" linéaire !...). Si la rationalité africaine est foncièrement rythmique, en vérité, l'idée occidentale de « causalité » est, - depuis Kant -, elle-même d'origine... rythmique (c'est pourquoi Kant enracine la "causalité" dans le "temps"). C'est là le grand et génial coup de force de Kant : d'avoir introduit la philosophie du rythme dans le lit de Procuste de la philosophie – cartésienne – du jugement... en subvertissant de l'intérieur cette dernière !

Si la philosophie du jugement de Kant est, - comme le lui reproche, à juste titre, le poète-philosophe Novalis ! -, un

« tribunal de la raison », c'est un tribunal rythmique !, mû et structuré de l'intérieur par le rythme ! Mais chez Kant, c'est « comme si » il y avait réellement un rythme !

C'est une ruse et une stratégie pour mieux cacher son jeu et le mystère profond de l'âme !

3- Pour Kant, on ne peut connaître que les phénomènes, c'est-à-dire les noumènes immergés dans l'espace et le temps ! Donc, pour Kant, on ne peut pas connaître la "chose en soi", les choses en elles-mêmes ! C'est de cette façon que Kant évacue l'intuition (intellectuelle) de la philosophie !

Bergson va la réintroduire dans la philosophie, mais en la rendant sensible (autrement que Kant !, qui, lui aussi, prétend partir de l'intuition sensible, mais une intuition aveugle !, car dépourvue de concepts (issus de l'entendement) !...).

Kant va donc mettre en œuvre une raison... sans intuition !

Pour Bergson, au contraire, "nous pouvons connaître la chose en soi, quelque chose qui n'est pas relatif", mais absolu !, c'est-à-dire détaché des formes intuitives de l'espace et du temps !

Sa méthode est donc intuitive !

La pensée est intuitive parce qu'elle est capable d'épouser le "mouvant" !

Le langage, - notamment "scientifique" -, "arrête l'écoulement, le vivant qui est l'objet de cette philosophie". En vérité, cela n'est vrai que pour la méthodologie de la science ! L'ontologie de la science, elle, est en vérité de nature intuitive !

C'est pourquoi Bergson "pousse la science dans ses derniers retranchements" pour la mettre en crise et, au-delà d'un seuil critique, ouvrir - à la science ! - la "perspective métaphysique" !

C'est ainsi que, du point de vue de l'intuition, les phénomènes "para-normaux" peuvent se poser en termes de "psycho-physique", une espèce de "métaphysique positive" inspirée du "pragmatisme" de William James !

Alors, - et alors seulement ! -, la métaphysique n'est plus une série de supputations gratuites et arbitraires qui s'imposeraient à la science et à sa méthodologie ou aux "faits" scientifiques (- faits "positifs" ! -) !, mais elle est plutôt la mise en évidence du fond intuitif de la science et de son "ontologie" cachée !

4- L'exotisme et la force de la pensée africaine par rapport à la pensée occidentale, c'est d'aller droit à l'essentiel ! Car la pensée, dans ses profondeurs, est une rythmique !, une rythmique, - non pas logique, mais... -, analogique (ou isomorphique) ou un analogisme rythmique ! Si le « Saint esprit » est un esprit rythmique, alors il n'y a pas de miracles et de phénomènes para-normaux ! Il y a seulement - et simplement ! - une ignorance profonde de l'esprit occidental au sujet de ces phénomènes !, parce que cette idée de rythme s'est perdue en Occident dans une philosophie du temps et une philosophie de la raison qui n'arrive pas à se détacher de sa logique du tiers exclus !

5- Bergson était-il un sorcier africain ? Oui ! Car tout philosophe est, en quelque sorte, un sorcier ! Un sorcier qui s'ignore ou qui se sait ! La différence entre ignorance et savoir chez le philosophe est donc une question de sorcellerie !

6- Le « primitivisme » africain n'est primitif que dans la mesure où nous, les Occidentaux, somme de "primitifs" qui s'ignorent ! En vérité, - en peinture comme en philosophie ! -, nous avons la nostalgie de ce "primitivisme" ! Non pas parce que les Africains sont des primitifs, mais parce qu'ils sont restés fidèles aux origines primitives de l'esprit dans les limbes chaotiques de sa super-nova !

7- En vérité, pour guérir les maladies "paranormales", l'"esprit" immatériel ne sort pas de la matérialité du "corps", mais le corps se dématérialise pour pouvoir adopter les propriétés dynamiques et énergétiques de la lumière ! L'âme est lumière et est prisonnière de la « matière » du corps ! Mais, en vérité, cela est une fable ! Il n'y a pas trois, ou 36, "personnages", mais un seul ! Un seul, - l'âme -, qui se métamorphose en de multiples "personnages" : "corps", "esprit", "raison", "entendement", "sensation" !, etc. ! ... une âme se matérialise et se dématérialise tour à tour ! Il n'y a donc qu'un seul "personnage" : l'âme ! Et tout le reste, c'est de la mythologie !, de la mythologie "africaine" et "occidentale" !

8- Peut-être que la géométrie euclidienne était déjà non-euclidienne ! Car, pour Euclide, la ligne droite n'est pas le résultat d'une droite rectiligne construite à l'aide d'une règle matérielle (qui mesure !), mais est le symbole du rayon lumineux qui se déplace toujours en ligne droite ! (si rien ne l'arrête et lui fait obstacle !). Pour Lucien Vinciguerra, c'est de cette géométrie non-euclidienne d'Euclide qu'est sortie, à la renaissance, la perspective symbolique de la peinture ! (voir "Archéologie de la perspective. Sur Piero della Francesca, Vinci, Dürer", de Lucien Vinciguerra. Résumé : « Et si la perspective moderne n'existait pas ? Ne faut-il pas nuancer la thèse massivement admise qu'au Quattrocento, un dispositif unitaire de représentation se mettrait en place dans la peinture, dont la fonction demeurerait inchangée jusqu'à l'Âge classique ? En relisant les textes d'Alberti, de Piero della Francesca, de Léonard de Vinci et d'Albrecht Dürer, en regardant autrement les peintures de la Renaissance, des fresques d'Arezzo ou de la Cène de Milan, ce livre met en effet en évidence des dispositifs singuliers, liés pour chaque peintre à des régimes différents de la représentation, du *visible*, de la *vision* et du *regard*. Pourtant, au XVIIe siècle, le discours sur la perspective est soudain convoqué par la philosophie, pour éclairer le nouveau partage entre la représentation du sujet pensant et une matière désormais géométrisable. A quelles conditions, improbables et contingentes, la perspective a-t-elle pu tenir cette place à la fois décisive et ambiguë dans l'émergence de l'âme classique ? Par quelles transformations, de la surface de la peinture et de la place du spectateur, a-t-elle dû passer pour rendre possible la clôture de l'image sur la représentation classique ? À l'histoire d'une forme symbolique, ce livre substitue le récit désormais éclaté d'une archéologie ou d'une généalogie de la modernité » (Internet).

Marie.

Enfin des paroles qui résonnent… Merci ! Mais j'ai écouté l'émission en cours, je n'arrive pas à réécouter en ligne, merci de me guider... Je voudrai aussi me nourrir davantage de ces enseignements. Je vis dans la Pampa au fin fond de l'Aude, loin de tout (sauf de la belle nature). Auriez-vous des adresses ou pistes sur le net, genre conférences, à me communiquer ?

Merci ! Bonne réception.

Madeleine Lemaître.

Africaniste, quarteronne, j'ai initié les relations économiques entre la Belgique et le Cameroun (1980). Ai lu "Les yeux de ma chèvre", etc... Impressionnée par Emile Kenmogne, je souhaiterais la liste de ses écrits.

Merci.

Alain Hubert.

Bonjour madame Adèle Van Reeth. Je vous félicite pour la qualité de votre émission de ce matin. Je me permets de vous conseiller un ouvrage de Moussa Konate ou, dans une enquête du commissaire Habib chez les dogons, vous avez la problématique évoquée ce matin, comme une sorte de "travaux pratiques". Le livre, que vous connaissez peut-être déjà, est *L'empreinte du renard.* Merci encore pour vos émissions si passionnantes.

Alain Hubert.

Michel F.

Cordial salut ! Extraordinaire émission ! Extraordinaire penseur ! Je suis très excité et très impatient de réécouter plusieurs fois ces 50 minutes. Saurai-je retrouver les mots que, déjà, l'émotion fait naître en moi pour traduire mes sentiments ? Emile Kenmogne a félicité Adèle, à mon tour de le féliciter aussi pour ses félicitations : Bravissimo Adèle, toujours dans le coup, toujours au top et parfaite interlocutrice, très bonne lectrice également. Je suis un inconditionnel de Georges Claisse et je sens que je deviens un fan de Jean-Louis Jacopin. Excellentes plages musicales, la dernière en particulier.

A très bientôt !

Réalité.

Bravo Monsieur Kenmogne pour votre intervention sur France culture et continuez sur cette voie. Enfin quelqu'un qui ose aborder le thème de l'invisible et contrer les dogmes, le conditionnement des psychiatres et psychologues qui ne sont que le prolongement des laboratoires pharmaceutiques. Je ne suis pas d'origine africaine mais je partage fortement vos propos et surtout votre ouverture d'esprit absente d'une grande majorité de scientifiques. Je vous conseille le livre Emmanuel Ransford, *La conscience quantique et l'au-delà* chez Guy Tredaniel, qui, ouf !, se pose lui aussi certaines de vos questions. J'espère que ce message vous sera transmis et que j'aurai le plaisir de vous en raconter plus.

Laurence Dré.

Surprise d'entendre des propositions de pensées ou l'on prend en compte, enfin, ce qui nous est inconnu et qui existe, non ? Pas de négativités sur telles idées ou telle philosophie. Monsieur Kenmogne, vos paroles pourraient-elles débloquer nos sociétés vissées sur des certitudes alors que nous sommes faits de palpable et de « rien », d'énergie, d'ombre, de lumière ? Et comme vous dites : "allons voir ailleurs ! » et autrement, puisque les médecins nous le disent ! Merci pour la clarté de vos propos et ravie pour ces temps de paroles qui renouvellent nos idées et apporteront du meilleur a chacun et a chacune.

Bsur.

Bon exemple d'habiletés rhétoriques nous ravissant dans les nuées métaphysiques. Il est vrai que laisser entendre que les peuples de l'invisible (elfes, djinns, loups-garous, anges gardiens et autres esprits) puissent avoir une existence objective, nous ouvre la porte d'un monde enchanté où tout serait vrai et rien ne pourrait être faux. Mais c'est congédier la rationalité et non pas l'étendre.

Quant aux phénomènes paranormaux évoqués il convient de noter que le Prix-Défi international de 200 000 euros offert à toute personne pouvant faire la preuve d'un phénomène paranormal quel qu'il soit, lancé en 1987 par l'université de Nice-Sophia Antipolis, a pris fin en février 2002, après quinze années de vaines expérimentations.

Marianne.

Cher Bsur, cela fait du bien de lire votre commentaire, à peu près le seul à "raison garder" dans cette avalanche de commentaires laudatifs. Il y a peu, sur France-Culture, un atelier de la création nous avait "régalé" d'un épisode sur "Les messagers de l'invisible". On voit bien, d'après les commentaires, que la raison n'est pas bonne presse. En somme, cette époque oscille en permanence entre un positivisme scientiste asséchant, pratiqué au jour le jour, mais insatisfaisant, et une tendance à verser dans l'irrationnel, l'archaïsme, la superstition. Faute de ne pas comprendre que la raison n'est pas réductrice et ouvre, plus qu'elle ne ferme, l'accès au poétique. Pour en finir avec le paranormal, c'est arnaque et compagnie. Cordialement

Lirone.

La preuve d'un phénomène paranormal quel qu'il soit ? Contradiction : un phénomène paranormal n'a pas de preuve, sinon il serait scientifique, toute la confusion et le bourbier dans lesquels nagent la science d'aujourd'hui sont dans cette proposition.

Nguele K.

L'ignorance et l'obscurantisme masqués sont clairement du côté de ceux qui se vautrent dans le réductionnisme et croient à une logique unijambiste, totalitaire, au point de proclamer un prix pour la monstration "d'un seul phénomène paranormal". Quelle absurdité ! C'est pile ou face et ceux-là exigent pile et face au même moment, comme s'ils demandaient au jour de se montrer en pleine nuit. La raison a-t-elle réponse à toutes nos questions ? Pensez donc au mot de Pascal : "Deux excès : exclure la raison, n'admettre que la raison". A méditer !

Nanal.

Bonjour Monsieur Kenmogne ! Habitant la métropole lilloise, j'ai eu la chance de pouvoir assister à l'intervention que vous avez réalisée (avec A. Van Reeth) au Palais des Beaux-Arts de Lille le samedi 8 novembre 2014. Ce fut un vrai bonheur (bien plus que la conférence donnée ensuite en duo avec l'un de vos "maîtres").... Je suis une ancienne prof de philo (de terminales)... Longtemps "rationaliste", depuis une soirée de septembre 2014, je vis, j'éprouve de fréquents phénomènes "paranormaux"... *Cette autre rationalité dont vous parliez, je cherche à la comprendre*, avec beaucoup de mal... Seriez-vous d'accord pour que nous échangions ? Quelle que soit votre réponse, je vous adresse mes sentiments très respectueux.

Jacob Nyoyo.

Quel jugement porter sur les idées du Prof. Emile Kenmogne dans cet entretien avec Adèle Van Reeth ? Un oxymore méthodologique qui agrège dans un même creuset la raison et son au-delà ? Un effort tardif pour donner un second souffle à l'irrationnel affirmé dans sa consubstantialité avec les aires culturelles non occidentales dans une posture bien senghorienne ? Rien de tout cela. Bergsonien enthousiaste et créatif, Emile Kenmogne déroule le fil rouge conduisant à un nouveau type de savoir marqué du sceau d'une raison neuve, celle qui, émancipée de toute dépendance aux objets prédéfinis, siège en amont de toute réalité et à ce titre, dispose d'une gamme infinie de possibilités pour « comprendre » le kaléidoscope du réel. Cette infinie plasticité de la raison désormais devenue sa marque de fabrique, Emile Kenmogne lui trouve par ailleurs un fondement mathématique dans l'énoncé des géométries non-euclidiennes articulées autour du concept d'axiomatique. Plus question de procéder comme Jacques Maritain cité par Henri Gouhier qui définissait l'activité philosophique comme un effort de rationalisation qui entre en scène en excluant ce qui n'est pas a priori rationalisable et qui rejette en fin de parcours ce qui a résisté au marteau de la rationalisation. Dès lors, la réflexion philosophique s'amplifie, devient inclusive et respectueuse de l'objet auquel elle s'applique. Fini l'impérialisme épistémologique des formes a priori du kantisme dont découle le concept moderne de méthode très critiqué par Hans-Georg Gadamer dans *Vérité et méthode, les grandes lignes d'une herméneutique philosophique*, (Seuil, 1996). Il est intéressant de relever que dans la cadre de cette critique, l'auteur convoque Hegel pour qui « la vraie méthode est l'agir de la chose même ». Et dans ce sens, « penser veut dire précisément : déployer une chose selon sa logique propre ». Emile Kenmogne « pense » le para normal ? Oui, il en dégage la logique qui lui est propre et le rend compréhensible. L'effort de réflexion philosophique culmine ainsi dans l'herméneutique qui s'élabore en tant que méthode aux confins de l'explication, lorsque la science, essoufflée par ses prouesses réductionnistes, passe le relais à la métaphysique qui, de spéculative qu'elle était, devient « positive » en prenant en charge heuristiquement « l'inexpliqué » résiduel de la science.

Le texte d'Emile Kenmogne, qui emprunte sa clé de lecture du para normal aux prémisses du bergsonisme et de ses épigones, constitue l'équivalent philosophique de la « théorie du chaos » en science développée autour du second principe de la thermodynamique qui exprime la croissance de l'entropie au cours du temps et introduit donc l'idée d'évolution (un concept bien bergsonien). L'évolution crée l'instabilité au sein des systèmes et rend toute prévision impossible. D'où la notion de chaos. Impossible alors de penser le mouvant dans la catégorie du fixe. Il faut changer de paradigme. Ce que confirme Prigogine : « l'instabilité et spécialement le chaos nous force à donner une formulation nouvelle aux lois de la nature » (*Les lois du chaos*, Champs Flammarion, 1994). De même le para normal impose un renouvellement de notre appareil conceptuel. Bravo Emile Kenmogne !

Bravo ? Oui, mais pas tout à fait. La zone d'ombre se révèle dans l'insuffisance des conclusions tirées de l'approche axiomatique dont Emile Kenmogne s'est servi pour légitimer l'intégration du para normal dans le champ de la connaissance rationnelle. Si l'axiomatique s'entend bien comme « la forme achevée que prend une théorie déductive » (Robert Blanché), alors l'inachèvement se lit ici dans le maintien d'un terme lexical, para normal, en rupture avec l'hypothèse de départ. En effet, l'élargissement de la rationalité, sa libération à l'égard de tout donné prédéterminé « normalise » le para normal, qui n'est plus tel qu'au regard d'un système de référence frappé d'insuffisance. Il s'agit alors pour Emile Kenmogne de poursuivre la réflexion dans le sens de la production d'une lexicographie/terminologie qui soit en parfaite cohérence avec son hypothèse axiomatique de départ. Tâche ardue ? S'il n'y parvenait pas, cela n'entamerait pas le mérite de son texte, aucun système philosophique ne pouvant par ailleurs se dépêtre totalement d'éléments intuitifs avec l'ambition de revendiquer une cohérence sans faille.

Réponses aux commentaires et aux critiques

Je remercie sincèrement tous celles et ceux qui ont pris la peine de publier ou de m'envoyer un commentaire ou une critique après l'écoute de cet entretien. J'ai beaucoup hésité, à la lecture de leurs réactions et commentaires tous intéressants, à la question de savoir si je devais procéder, comme le fit Descartes pour ses *Méditations métaphysiques*, à une sorte de « Réponses aux objections ». Finalement, je me suis résolu à réagir d'une prose unique, par respect du principe de la discussion dans la recherche de la vérité qui nous anime tous, mais aussi pour me convaincre d'avoir honoré mes interlocuteurs par un accusé de réception. Cette attitude se conforme à celle du 8 novembre 2014 au palais des beaux-arts de Lille où j'avais eu une longue discussion avec le nombreux public présent qui était venu m'écouter *in life* à l'enregistrement de l'entretien.

Comme chercheur, je ne dirai rien de ce que Marianne appelle « avalanche de commentaires laudatifs » de ceux qui voient les choses comme moi ou qui comprennent mon approche de l'idée de rationalité. Plus philosophiquement excitante est la position de ceux qui ont un point de vue différent.

Alain Muller a publié huit remarques qui contiennent de brillantes explications de mon propos ainsi que quelques objections. Je ne suis pas certain de maîtriser les bases ou les leviers de toutes ses phrases dont certaines échappent totalement à mon herméneutique et seront rangées dans l'hermétique. Sur le terme « maladie paranormale », il estime qu'il « n'y a pas de maladies "para-normales" ! Il n'y a que des maladies non encore élucidées ! » Je lui concède partiellement la justesse de cette remarque en le renvoyant à la précision écrite plus bas en réponse à Jacob Nyoyo. Mais quand il écrit qu'« à partir de Kant, en effet, la causalité elle-même va devenir... rythmique ! » et ajoute que « l'idée occidentale de « causalité » est, - depuis Kant -, elle-même d'origine… rythmique », ou encore que Kant aurait « introduit la philosophie du rythme dans le lit de Procuste de la philosophie – cartésienne – du jugement », je ne comprends plus. Rien n'est clarifié quand il poursuit : « Car la pensée, dans ses profondeurs, est une rythmique !, une rythmique, - non pas logique, mais... -, analogique (ou isomorphique) ou un analogisme rythmique ! Si le « Saint esprit » est un esprit rythmique ». Je l'avoue honnêtement, tout cela est pour moi, peut-être provisoirement, hermétique.

Il est par contre juste que Kant évacue l'intuition intellectuelle de la philosophie ! Mais si Bergson va la réintroduire, ce n'est jamais « en la rendant sensible » comme le souligne Alain Muller. Bergson hérite de Kant l'idée que toute connaissance commence avec l'expérience, mais il n'a pas de l'expérience le cadre limité des phénomènes où Kant a pensé renfermer cette notion. Le champ de l'expérience chez Bergson est plus vaste et couvre tout le domaine du *vécu*, y compris toutes les expériences de la conscience, dont les « données immédiates » ont constitué le sujet de sa thèse de doctorat. L'intuition bergsonienne vise l'objet à connaître de « l'intérieur » : c'est, comme il le dit en 1903 dans l'« Introduction à la métaphysique », « la *sympathie* par laquelle on se transporte à l'intérieur d'un objet pour coïncider avec ce qu'il a d'unique et par conséquent d'inexprimable »[140]

Si l'on commence par une erreur sur la place et le rôle de l'intuition chez Bergson, il y a des chances qu'on affirme que

[140] Henri Bergson, « Introduction à la métaphysique », dans *La pensée et mouvant. Essais et conférences* (1934), Paris, PUF, 92e édit., 1985, p. 181.

ce dernier « était un sorcier africain ». Ce que fait sans se gêner notre Alain Muller. Je me demande si les mots de sa cinquième remarque veulent réellement dire ce qu'ils disent. Que pense-t-il dire en écrivant que « La différence entre ignorance et savoir chez le philosophe est donc une question de sorcellerie » ? L'auteur de ces remarques blague-t-il, ironise-t-il à ce niveau ? A chacun d'en juger.

Pour le pseudonyme Bsur, tout mon propos ne serait qu'un « Bon exemple d'habiletés rhétoriques nous ravissant dans les nuées métaphysiques », et l'entreprise consisterait plus à « congédier la rationalité et non pas l'étendre ». Puis, il croit brandir « le Prix-Défi international de 200 000 euros offert à toute personne pouvant faire la preuve d'un phénomène paranormal quel qu'il soit, lancé en 1987 par l'université de Nice-Sophia Antipolis », lequel prix aurait « pris fin en février 2002, après quinze années de vaines expérimentations ». M. Nguele K. a déjà réagi à cette intervention comme j'aurais fait. J'ajoute que je n'étais pas au courant de l'existence de ce prix qui ne m'impressionne guère, car il est de nature purement sophistique. Il apparaît comme une sortie tardive de l'école positiviste du Cercle de Vienne. En réalité, Bsur se trompe sur la place de la rhétorique dans ce qu'il prétend nous dire. Et, c'est Marianne qui me le fait dire ; car elle commence par lui donner son suffrage avant de se rétracter. « En somme, mentionne-t-elle, cette époque oscille en permanence entre un positivisme scientiste asséchant, pratiqué au jour le jour, mais insatisfaisant, et une tendance à verser dans l'irrationnel, l'archaïsme, la superstition. Faute de ne pas comprendre que la raison n'est pas réductrice et ouvre, plus qu'elle ne ferme, l'accès au poétique ». Mais pourquoi ne fait-elle pas attention à ce qu'elle-même appelle le « poétique » ? Elle aurait compris que le mot est mis pour la création, l'invention, y compris des modèles d'intelligibilité au-delà de la raison et qui pourraient objectiver la raison d'un point de vue du supprarationnel. Elle était sur la voie d'éviter sa malheureuse formule finale qui manifeste le refus de penser.

A l'attention de Jacob Nyoyo, je dirais que je comprends parfaitement son exigence de cohérence et veux le rassurer en soulignant que le « paranormal » est comme l'irrationnel. Il n'est pas statique, mais dynamique et en principe provisoire, pour la simple raison que sa connaissance progressive ronge son univers et le ramène dans le « normal ». Mais en attendant les lumières du savoir dans ce domaine nébuleux, il reste ce qu'il est. On peut l'appeler d'un autre nom, la chose ne changera pas pour autant.

Bibliographie

(Ordre alphabétique des auteurs)

- Arnoud, Colette, *Histoire de la sorcellerie*, Paris, Tallandier, 2009.

- Askévis-Leherpeux, Françoise, *La superstition*, Paris, PUF., Coll. Que sais-je ?, 1988.

- Bateson, Gregory, *Vers une écologie de l'esprit*, tome 1 et 2, Paris, éd. du Seuil, 1977.

- Bergson, Henri, « Fantômes de vivants », dans *Mélanges*, textes rassemblés et annotés par André Robinet, Paris, PUF, 1972.

- « Le parallélisme psychophysique et la métaphysique positive », dans *Mélanges*, textes rassemblés et annotés par André Robinet, Paris, PUF, 1972.

- *L'énergie spirituelle* (1919), éd. Arnaud François, Elie During, Stéphane Madelrieux, Camille Riquier, Guillaume Sibertin-Blanc, Ghislain Waterlot, Paris, PUF, 2009.

- *L'évolution créatrice* (1907), éd. Arnaud François, Paris, PUF, 2007.

- *La pensée et le mouvant* (1934), éd. Arnaud Bouaniche, Arnaud François, Frédéric Fruteau de Laclos, Stéphane Madelrieux, Claire Marin, Ghislain Waterlot, Paris, PUF, 2009.

- *Les deux sources de la morale et de la religion* (1932), éd. Frédéric Keck et Ghislain Waterlot, Paris, PUF, 2008.

- *Mélanges*, Textes rassemblés et annotés par André Robinet, Paris, PUF, 1972

- Boa Thiémélé, Ramsès, *La sorcellerie n'existe pas*, Abidjan, Les éditions du CERAP, 2010.

- Camus, Dominique, *Le Don de vie, Enquête sur les Hommes du don*, éditions Dervy, 2005.

- Clade, Jean-Louis, *Superstitions et croyances populaires*, Paris, Rustica, 2015.

- Canguilhem, Georges, *Le normal et le pathologique* (1943), Paris, PUF, 12e édition « Quadrige », 2013.

- *La connaissance du vivant* (1965), Paris, Vrin, 1998.

- Dakouri, Gadou, *La sorcellerie. Une réalité vivante en Afrique*, Abidjan, Les éditions du CERAP, 2011.

- Damour, Thibault et Carrière, Jean-Claude, *Entretiens sur la multitude du monde*, Paris, Odile Jacob, 2002.

- Durkheim, Emile, *Les règles de la méthode sociologique* (1895), Paris, PUF, 22e édition, 1986.

- Eboussi Boulaga, Fabien (dir), *La dialectique de la raison et de la foi. Hommage à Pierre Meinrad Hebga*, Yaoundé, Editions Terroirs, 2007.

- Favret-Saada, Jeanne, *Les mots, la mort, les sorts*, Paris, Editions Gallimard, 1977.

- *Désorceler*, Paris, Éditions de l'Olivier, coll. « Penser/Rêver », 2009.

- Gadamer, Hans-Georg, *Vérité et méthode, les grandes lignes d'une herméneutique philosophique*, traduit de l'allemand, Seuil, 1996.

- *La philosophie de la santé*, traduit de l'allemand, Paris, Grasset, 1998.

- Ginzburg, Carlo, *Les batailles nocturnes : sorcellerie et rituels agraires aux XVIe et XVIIe siècles*, Paris, Champs, trad. Giordana Charuty, 2010.

- Hebga, Meinrad Pierre, « Approche et pratique pastorale », dans Éric de Rosny (dir), *Justice et sorcellerie*, colloque international de Yaoundé (17-19 mars 2005), Cahiers de l'Ucac n° 8-10, 2003-2005, Presses de l'UCAC/Karthala, 2005.

- *Afrique de la raison, Afrique de la foi*, Paris, Karthala, 1995.

- *La rationalité d'un discours africain sur les phénomènes paranormaux*, Paris, L'Harmattan, 1998.

- *Sorcellerie et prière de délivrance*, Paris, Présence africaine, 1982.

- *Sorcellerie. Chimère dangereuse ?*, Abidjan, éd. INADES, 1979.

- Hoskins, Richard, *L'enfant dans la Tamise*, traduit de l'anglais par Marie Causse, Paris, Belfond, 2015.

- Hountondji, Paulin J. (dir.), *La rationalité une ou plurielle*, Dakar, Codesria, 2007.

- Husserl, Edmund, *La philosophie comme science rigoureuse*, Paris, PUF, 1989.

- Kenmogne, Emile, *La place du mysticisme dans la connaissance du réel chez Henri Bergson*, thèse de doctorat en philosophie, université de Yaoundé I, 2005.

- Kierkegaard, Soren, *Crainte et tremblement* (1843), traduit du danois par Charles Le Blanc, Paris, Payot-Rivages, 2000.

- Kiti, Paul Christian, *Du paranormal au malaise multidimentionnel de l'Afrique. Une réflexion à partir de la pensée de Meinrad Hebga*, L'Harmattan, 2004.

- Lado, Ludovic, *Le pluralisme médical en Afrique. Hommage à Eric de Rosny*, Paris/Yaoundé, PUCAC/Karthala, 2010.

- Le Blanc, Guillaume, *Canguilhem et les normes*, Paris, PUF, 1998.

- *Les maladies de l'homme normal*, Paris, Vrin, 2007.

- Lembeye, Pierre (avec Anne Christine Fournier), *Au commencement, le symptôme*, Paris, Desclée, 2014.

- Lévi-Strauss, Claude, *Anthropologie structurale,* Paris, Plon, 1958.

- Louandre, Charles, *La sorcellerie*, Paris, Hachette, 1853.

- Mayi, Marc Bruno, « Les thérapies africaines d'origine précoloniale : origines, spécificités et évolution », dans Fabien Eboussi Boulaga (dir), *La dialectique de la raison et de la foi. Hommage à Pierre Meinrad Hebga*, Yaoundé, éditions terroirs, 2007

- Michelet, Jules, *La sorcière*, Paris, Flammarion, 1993.

- - Mve Ondo, Bonaventure, *A chacun sa raison. Raison occidentale et raison africaine*, Paris, L'Harmattan, 2013.

- Nathan, Tobie et Stengers, Isabelle, *Médecins et sorciers* (1995), Paris, La Découverte, éd. 2012.

- Ndebi, Biya Robert et Kenmogne, Emile (dir), *Pierre Meinrad Hebga, philosophie et anthropologie*, Paris, L'Harmattan, 2010.

- Njoh Mouelle, Ebénézer et Kenmogne, Emile (dir), *Philosophes du Cameroun*, Yaoundé, PUY, 2006.

- Njoh Mouellé, Ebénézer et Kenmogne Emile (eds), *Vie et éthique, de Bergson à nous*, Paris, L'Harmattan, 2015.

- Njoh Mouelle, Ebénézer et Michalon, Thierry, *L'idée de progrès dans la diversité des cultures*, Yaoundé, Ifrikiya, 2012.

- Nkulu Kabamba, Olivier, *Les médecins en Afrique et la sorcellerie. Une herméneutique de leur rencontre,* Paris, L'Harmattan, 2014.

- Palou, Jean, *La sorcellerie*, Paris, P.U.F., Coll. Que sais-je, 1957.

- Rosny, Éric de (dir), *Justice et sorcellerie,* colloque international de Yaoundé (17-19 mars 2005), Cahiers de l'Ucac n° 8-10, 2003-2005, Presses de l'UCAC/Karthala, 2005.

- *L'Afrique des guérisons*, Paris, Karthala, 1992.

- *La nuit, les Yeux ouverts*, Paris, éd. du Seuil, 1996.

- *Les yeux de ma chèvre. Sur les pas des maîtres de la nuit en pays douala* (1981), Paris, Plon, 1996.

- Rosset, Clément, *L'invisible*, Paris, Les éditions de Minuit, 2012.

- Sandra, Francello, *Penser la sorcellerie en Afrique* (collectif), Paris, Hermann, 2015.

- Zucker, Konrad, P*sychologie de la superstition*, Paris, Payot, trad. François Vaudou, 2006.

Du même auteur chez divers éditeurs

Livres

- *Vie et éthique, de Bergson à nous*, Paris, L'Harmattan, 2015.

- *Ebénézer Njoh Mouelle, penseur du développement et de la politique*, Yaoundé, CLE, 2014.

- *Comprendre la philosophie. Accent sur les méthodologies,* Poitiers, EPHI, 2011.

- *Philosophie et problématique du développement,* Paris, L'Harmattan, 2010.

- *Pierre Meinrad Hebga. Philosophie et anthropologie*, Paris, L'Harmattan, 2010.

- *Philosophes du Cameroun*, Yaoundé, PUY, 2006.

- *Philosophie et politique chez E. Njoh-Mouellé*, 1ère puis 2e édition, Yaoundé, PUY, 2000 et 2001.

Quelques articles

– « Théorie négro-africaine de la mort : eschatologie, thanatologie, ancestrologie », dans Bertrand Quentin, *Des philosophes devant la mort*, Paris, Les éditions du Cerf, **2016**, pp 63-82.

– « La réception de *La philosophie bantoue* de Placide Tempels par Marcien Towa », dans Jacob Emmanuel Mabe, *Apologie de la raison. Hommage à Marcien Towa (1931-2014)*, Nordhausen, **2015**, pp. 151-168.

– « L'idée de vie comme articulation de l'ontologie à l'éthique chez Bergson », dans Ebénézer Njoh Mouelle, Emile Kenmogne, *Vie et éthique, de Bergson à nous*, Paris, L'Harmattan, **2015**, pp. 91-101.

– « L'épreuve de la citoyenneté en contexte d'Etat multiethnique », dans Jean-Michel Counet, *La Citoyenneté*, Louvain-la-neuve, Editions de l'Institut supérieur de philosophie, Peeters, **2015**, pp. 239-245.

– « Le virage Internet dans l'œuvre et la pensée d'Ebénézer Njoh Mouelle » dans *Ebénézer Njoh Mouelle. Penseur du développement et de la politique*, édité par Emile Kenmogne, Yaoundé CLE, **2014**, pp. 131-152.

– « Le dépassement « mystique » du pluralisme religieux », dans *Le pluralisme religieux en Afrique*, édité par Ludovic Lado et Estelle Kouokam Magne, Yaoundé, PUCAC, **2013**, pp. 387-396.

– « La persistance du sujet normatif dans la pensée et l'action : discussion des principes « postmodernes » », préface de *Critique du structuralisme à partir de Michel Foucault. L'homme est-il mort ?,* publié par Michel Ngueti, Paris, L'Harmattan, **2013**, pp. 7-23.

– « Une approche africaine de la bioéthique ? », dans *Ethica. Revue interdisciplinaire de recherche en éthique*, vol 17, n° 2. « Penser l'éthique en Afrique. Perspective camerounaise », Bibliothèque nationale du Québec, **2012**, pp.13-25.

– « Qu'est-ce qui guérit ? », dans *Le pluralisme médical en Afrique. Hommage à Eric de Rosny*, colloque international de Yaoundé, 3-6 février, édités par Ludovic Lado, Pucac/Karthala, Yaoundé, **2010**, pp. 339-347.

– « Composés humains et perspectives thérapeutiques. A propos de l'anthropologie « africaine » et de la méthode de Meinrad Hebga », dans *Pierre Meinrad Hebga. Philosophie et anthropologie*, édité par Robert Ndebi Biya et Emile Kenmogne, Paris, L'Harmattan, **2010**, pp. 75-99.

– « Identité culturelle, changement de mentalité et développement », in *Philosophie et problématique du développement*, Emile Kenmogne (dir), Paris, L'Harmattan, **2010**, pp. 33-55.

– « Contribution à l'extension de la problématique bioéthique à l'ère de la mondialisation », in *La philosophie et les interprétations de la mondialisation en Afrique,* Paris, L'Harmattan, **2009**, pp. 349-363.

– « Mysticisme et connaissance : le moment de *L'Evolution créatrice* », in *Annales Bergsoniennes IV. L'Evolution créatrice 1907-2007 : épistémologie et métaphysique*, Paris, PUF, **2008**, pp. 339-360.

– « Transcendance, expérience et connaissance », in *Phronesis & Phronimos. Revue de phénoménologie herméneutique et de sociologie politique*, Bibliothèque royale de Belgique, **2008**, pp. 52-65.

– « La norme », dans *L'universel et devenir de l'humain,* Actes du XXXIIe congrès international de l'ASPLF, Carthage, du 28 août au 1er sept **2008**, édités par Ali Chenoufi, Taoufik Cherif, Salah Mosbah, Association tunisienne des études philosophiques, Tunis, **2010**, pp. 305-312.

- « Mécanique, mystique et téléologie de l'histoire contemporaine », in *Annales de la Faculté des Lettres et Sciences Humaines*, Université de Douala, vol. 3, n° 8 et 9, **2005**, pp. 242-252.

- « *Panafricanisme et développement* », contribution au colloque international de Philosophie du 6 au 13 mars 2002 à l'Université de Douala, sur le thème : « *L'individuel et le collectif* ». Publié dans *L'individuel et le collectif*, Paris, Dianoïa, **2004**, pp. 181-195.

- « Philosophie et politique chez E. Njoh-Mouellé », contribution à *L'aspiration à être. Autour du philosophe E. Njoh-Mouellé*, collectif, Paris, Dianoïa, **2002**, pp. 165-186.

- « Philosophie et évolutionnisme chez Bergson », communication à la 6e rencontre du Cercle Camerounais de Philosophie, le 20 mars 1998 à l'ENS de Yaoundé, publiée dans le *Bulletin du CERCAPHI N°2*, P.U.Y., **2000**, pp.133-141.

- « L'objet des *Fondements de la métaphysique des mœurs* de Kant », publié dans le *Bulletin du CERCAPHI N° 1*, P.U.Y., **1999**, pp. 21-26.

Philosophie

aux éditions L'Harmattan

Dernières parutions

LE COMBAT PHILOSOPHIQUE DE MAURICE BLONDEL CONTRE LA DOUBLE IGNORANCE DES MASSES
Diakiodi Adrien
Il existe deux types d'ignorance que Maurice Blondel, philosophe, sociologue et théologien français, invite tout homme à combattre énergiquement pour éviter la disparition prématurée de l'espèce humaine, mais également celle de la planète Terre. Il y a, d'une part, l'ignorance de soi-même, de son être en perpétuel devenir et, d'autre part, celle de ses semblables, de son environnement, du monde physique et de l'Unique nécessaire. Ce livre s'assigne comme objectif de vulgariser les armes pour combattre ces deux fléaux, armes présentées dans sa thèse de doctorat qui l'a rendu célèbre : L'Action (1893).
(Coll. Ouverture Philosophique, 12.50 euros, 100 p.)
ISBN : 978-2-343-07377-4, ISBN EBOOK : 978-2-336-39896-9

CORPS ET POP CULTURE
Bischoff Jean-Louis
Quelles sont les principales représentations pop culturelles du corps ? Pour y répondre, Jean-Louis Bischoff interroge des musiques actuelles, la cyberlittérature, le cinéma et l'industrie de la forme. Faire apparaître et scruter les catégories de « corps réduit », d'« hyper corps », de « corps digitalisé » ou de « corps écrit », de « corps utopique » et de « corps fardeau », puis ausculter la notion de corps réel et pointer les dangers d'un nouveau purisme sont les tâches que se donne l'auteur.
(Coll. Ouverture Philosophique, 19.00 euros, 184 p.)
ISBN : 978-2-343-07378-1, ISBN EBOOK : 978-2-336-39709-2

DE DERRIDA À LÉVINAS, LA DETTE ET L'ENVOI
Le temps de l'autre – La déconstruction et l'invention du futur
Badleh Jalal
La Déconstruction est le nom de la pensée de l'évènement. Mais elle est aussi l'événement, le nom de ce qui arrive, la justice ou l'impossible. Comment s'opère la coordination entre ces deux définitions ? Qu'est-ce qu'un questionnement déconstructif ? Quelle est la place du sujet postdéconstructif dans cette opération ? Cet ouvrage essaie de répondre à ces questions à travers le dialogue qui a eu lieu entre Jacques Derrida et Emmanuel Lévinas.
(Coll. Ouverture Philosophique, 31.00 euros, 290 p.)
ISBN : 978-2-343-07449-8, ISBN EBOOK : 978-2-336-39841-9

FIGURES PHILOSOPHIQUES DU CONFLIT
Sous la direction d'Andreas Wilmes, Joan-Antoine Mallet
L'ambition de cet ouvrage est d'illustrer à la fois comment la philosophie conceptualise le conflit et comment elle s'efforce d'en résoudre les dangers inhérents. Plutôt que de proposer un aperçu purement abstrait de la notion de « conflit », l'ensemble des travaux se focalise sur la confrontation des philosophes à des problèmes historiques tels que la guerre, la dissension sociale, la tyrannie, ou encore le sport.
(Coll. Ouverture Philosophique, 24.50 euros, 238 p.)
ISBN : 978-2-343-07356-9, ISBN EBOOK : 978-2-336-39796-2

FRONTIÈRES DU VISAGE
(Analogique-numérique)
Boisnard Philippe
À travers une histoire de la représentation, cet essai tente d'interroger la question de l'effacement du visage. Si, pendant longtemps, cet effacement était dû à des stratégies de pouvoir, politiques et économiques, il semblerait qu'avec la démocratisation des technologies, peut-être, ceux qui étaient les effacés de l'histoire de la représentation peuvent enfin apparaître. Mais, à l'ère des réseaux, est-ce aussi simple ?
(Coll. Eidos série Retina, 13.00 euros, 110 p.)
ISBN : 978-2-343-07979-0, ISBN EBOOK : 978-2-336-39795-5

HEIDEGGER ET LE PROBLÈME DE LA MÉTAPHYSIQUE
Balazut Joël
Dès 1935 Heidegger retrouve le sens originel de la métaphysique dans la conception présocratique de l'être comme « phusis ». Sur cette base il va interpréter la métaphysique traditionnelle qui apparaît avec Platon pour culminer chez Nietzsche dans une ontologie de la vie et qui prépare le règne moderne de la technique planétaire, comme un «déni» radical de ce sens originel. L'un des intérêts de cette interprétation de la métaphysique, et non des moindres, est ainsi de rendre compte de la signification de la vogue actuelle des philosophies de la vie.
(Coll. Ouverture Philosophique, 14.00 euros, 122 p.)
ISBN : 978-2-343-07296-8, ISBN EBOOK : 978-2-336-39840-2

L'IRONIE DE SOCRATE – Essai sur l'ironie philosophique
Mestiri Samir
Contrairement à l'ironie polémique et insidieuse des sophistes, celle de Socrate est plutôt interrogeante, désirante et ex-centrique, toujours en quête de connaissance vraie. Le fameux « je sais que je ne sais rien » devient chez lui un outil de défigement de la pensée prisonnière des « systèmes compacts », mais, aussi le meilleur remède contre les pseudo-vérités religieuses et idéologiques.
(Coll. Ouverture Philosophique, 12.50 euros, 106 p.)
ISBN : 978-2-343-07035-3, ISBN EBOOK : 978-2-336-39779-5

MATHÉMATIQUES ET FRONTIÈRES
Baudrand Gabriel
Gabriel Baudrand, professeur agrégé de mathématiques, s'intéresse au thème de la frontière. La perception commune du mathématicien est celle d'un technicien

enfermé dans son monde, qui dresse une frontière entre son activité et le reste de la vie. Le formalisme de cette science entretient cette frontière alors que paradoxalement les mathématiques sont partout et que le concept même de frontières est mathématique. Autant de pistes de réflexions que l'auteur nous invite à explorer.
(Coll. Eidos série Retina, 12.50 euros, 104 p.)
ISBN : 978-2-343-07951-6, ISBN EBOOK : 978-2-336-39764-1

MÉLANGES OFFERTS À RENÉ SCHÉRER
Sous la direction de Constantin Irodotou
René Schérer, né en 1992, a été l'un des fondateurs du département de philosophie de l'université de Vincennes. Ami de Foucault, Châtelet, Deleuze, Lyotard, Bensaïd, Badiou, Rancière, Brossat, etc. Il se penche d'abord sur Husserl et Heidegger, puis s'intéresse à Charles Fourier. Militant de mai 68, il entreprend, dans son *Émile perverti*, une critique de la pédagogie. Il réactualise aussi, avec Guy Hocquenghem, le concept philosophique d'âme. «Utopie», «âme» et «hospitalité» sont les trois concepts clefs pour aborder son œuvre.
(Coll. Quelle drôle d'époque !, 38.50 euros, 374 p.)
ISBN : 978-2-343-07527-3, ISBN EBOOK : 978-2-336-39809-9

LA PENSÉE ESTHÉTIQUE DE JOSÉ VASCONCELOS DANS SON SENS ORIGINAIRE
Le contexte historiographique de la philosophie en Amérique hispanique
Luquín Guerra Roberto
La philosophie latino-américaine s'est divisée en deux orientations principales : soit dévalorisée parce que l'on considérait qu'elle ne faisait que reprendre la pensée européenne ; soit on a tenté de la sauver à partir de perspectives étrangères à la philosophie. Roberto Luquin s'interroge sur le sens que peut avoir une recherche sérieuse sur la pensée spéculative d'un philosophe latino-américain. Il soutient que le vasconcelisme est une authentique pensée philosophique, il s'agit d'un geste créateur qui a su faire le lien entre la pensée philosophique et la pratique politique.
(Coll. La philosophie en commun, 29.00 euros, 278 p.)
ISBN : 978-2-343-07624-9, ISBN EBOOK : 978-2-336-39864-8

LES PHILOSOPHIES ENVIRONNEMENTALES EUROPÉENNES
Europeana 6
Collectif
Peut-on parler d'une philosophie environnementale européenne ? Peut-on unifier, sous ce concept, un corpus hétérogène et beaucoup plus diversifié que celui que l'on peut trouver à propos de la philosophie de l'environnement dans la société nord-américaine ? Est-ce qu'une unité géographique, celle de l'Europe, peut suffire pour garantir un dénominateur commun à des conceptions philosophiques aussi diverses, voire divergentes, que celles qui existent sur le «vieux continent» ?
(Coll. Kubaba, 20.00 euros, 184 p.)
ISBN : 978-2-343-07680-5, ISBN EBOOK : 978-2-336-39785-6

LE REGARD EN-PÉCHÉ
Réflexion sur le regard porté sur le corps féminin
Bacha Lilia – Préface de Youssef Seddik – Avant-propos de Michel Sicard
Ferme les yeux et regarde à travers les paupières. Tout au fond de nous, une voix nous suggère cela face au corps de la femme. Sans être dévêtue : la femme est toujours nue, elle est 'awra. Ce terme arabe désigne ce qu'il faut cacher et définit la femme. Quelle est cette créature exhibée par nature, au point de devoir la cacher ? Quels sont les liens entre cette créature et la femme mais aussi l'homme ? Cette réflexion propose de s'y intéresser en naviguant entre orient et occident.
(Coll. Ouverture Philosophique, 25.00 euros, 250 p.)
ISBN : 978-2-343-05808-5, ISBN EBOOK : 978-2-336-39823-5

THOMAS HOBBES ET L'IDÉE DE PUISSANCE
Karray Aouichaoui Mohamed
Ce travail propose l'étude de la théorie de la puissance telle qu'elle s'est développée dans la philosophie de Hobbes. L'idée directrice est que la puissance n'est plus une donnée de la nature mais que c'est à travers l'agir humain qu'elle s'acquiert. Elle est une capacité d'agir sur le monde par le biais de la science. Avec Hobbes, la science devient le moyen le plus spécifique de la puissance, et celle-ci, par le biais de la science, la capacité d'agir sur le monde, tant naturel qu'humain.
(Coll. Ouverture Philosophique, 33.00 euros, 324 p.)
ISBN : 978-2-343-04013-4, ISBN EBOOK : 978-2-336-39810-5

AUX FRONTIÈRES DE L'HUMAIN
Essai sur le transhumanisme
Koest Pierre
Tels des exilés, nous nous trouvons aujourd'hui dans l'entre-deux d'une frontière, qui sépare l'Humain du Trans-humain. Les progrès vertigineux de la convergence des nanotechnologies, biotechnologies, informatique et sciences cognitives font miroiter un futur aux accents utopiques, qui nous promet longévité accrue et augmentation exponentielle de nos capacités biologiques. Mais apparaît conjointement la menace d'un triomphe de l'intelligence artificielle et à terme de l'extinction de ce que l'on nommait humanité.
(Coll. Eidos série Retina, 19.00 euros, 186 p.)
ISBN : 978-2-343-07664-5, ISBN EBOOK : 978-2-336-39557-9

L'HARMATTAN ITALIA
Via Degli Artisti 15; 10124 Torino
harmattan.italia@gmail.com

L'HARMATTAN HONGRIE
Könyvesbolt ; Kossuth L. u. 14-16
1053 Budapest

L'HARMATTAN KINSHASA
185, avenue Nyangwe
Commune de Lingwala
Kinshasa, R.D. Congo
(00243) 998697603 ou (00243) 999229662

L'HARMATTAN CONGO
67, av. E. P. Lumumba
Bât. – Congo Pharmacie (Bib. Nat.)
BP2874 Brazzaville
harmattan.congo@yahoo.fr

L'HARMATTAN GUINÉE
Almamya Rue KA 028, en face
du restaurant Le Cèdre
OKB agency BP 3470 Conakry
(00224) 657 20 85 08 / 664 28 91 96
harmattanguinee@yahoo.fr

L'HARMATTAN MALI
Rue 73, Porte 536, Niamakoro,
Cité Unicef, Bamako
Tél. 00 (223) 20205724 / +(223) 76378082
poudiougopaul@yahoo.fr
pp.harmattan@gmail.com

L'HARMATTAN CAMEROUN
BP 11486
Face à la SNI, immeuble Don Bosco
Yaoundé
(00237) 99 76 61 66
harmattancam@yahoo.fr

L'HARMATTAN CÔTE D'IVOIRE
Résidence Karl / cité des arts
Abidjan-Cocody 03 BP 1588 Abidjan 03
(00225) 05 77 87 31
etien_nda@yahoo.fr

L'HARMATTAN BURKINA
Penou Achille Some
Ouagadougou
(+226) 70 26 88 27

L'HARMATTAN SÉNÉGAL
10 VDN en face Mermoz, après le pont de Fann
BP 45034 Dakar Fann
33 825 98 58 / 33 860 9858
senharmattan@gmail.com / senlibraire@gmail.com
www.harmattansenegal.com

L'HARMATTAN BÉNIN
ISOR-BENIN
01 BP 359 COTONOU-RP
Quartier Gbèdjromèdé,
Rue Agbélenco, Lot 1247 I
Tél : 00 229 21 32 53 79
christian_dablaka123@yahoo.fr

Achevé d'imprimer par Corlet Numérique - 14110 Condé-sur-Noireau
N° d'Imprimeur : 132825 - Dépôt légal : octobre 2016 - *Imprimé en France*

www.ingramcontent.com/pod-product-compliance
Lightning Source LLC
LaVergne TN
LVHW021225061026
849535LV00008B/2916
9782343101637